Rocque Lobo – Āyurveda

M & T Verlag Zürich/Chur
Grafik Titelseite: Titus Lorenzi, Ganterschwil
Marma-Grafiken: Rocque Lobo (Idee)
Gestaltung: Karl Witti und Sepp Hartl
Fotos: Theo Ott, Seeshaupt
Edition Astroterra

ISBN 3-7265-3101-7

Rocque Lobo

AYURVEDA

Besser leben im Rhythmus der Zeit

M & T Verlag
Edition Astroterra

Vorwort

Es ist nicht von der Hand zu weisen, daß viele Vertreter der traditionellen indischen Medizin auf jenen populären Wellen der Naturheilverfahren und all der ganzheitlichen Methoden in der Medizin reiten, die in unserer westlichen Welt zurzeit so hoch im Kurs stehen. Wohlfeil wird auch Āyurveda als neues Marktprodukt zwischen den vielen bestehenden Therapiesorten in der Naturheilkunde angeboten. Im guten Glauben, so die Krise im Gesundheitswesen bewältigen zu können.

Inmitten dieses Tummelplatzes der Therapien breiten sich jedoch nach wie vor die Zivilisationskrankheiten aus und jeder weiß, daß gegen sie buchstäblich kein Kraut gewachsen ist. Denn Krankheiten, deren Ursprung in der Einstellung des Kranken zum Leben oder im Lebensstil der Menschen liegen, können nur behandelt werden, wenn die Grundlagen für eine Umorientierung geliefert werden.

Wenn Āyurveda sich traut, dem Westen diese Grundlagen zur Umorientierung zu liefern, so kann eine Abhandlung über die traditionelle indische Heilkunst sich nicht in einer Auflistung verschiedener indischer Kräuter, Diagnoseverfahren und Angeboten von Schwitzkuren und Sonnenbädern erschöpfen. Davon hat man im Westen weiß Gott genug.

Vielmehr muß sich hier Āyurveda trauen, Aufklärungsarbeit auf dem Gebiet der Sozialmedizin zu leisten. Die traditionelle indische Medizin muß es wagen, sich in einer Gesellschaft zu behaupten, ohne vermarktet zu werden. Schafft sie dies, so entschlüpft sie dem Griff des Marketing, der befähigt ist, jedes Produkt in ein paar Jahren zu verschleißen.

Ich bin mir dieser Problematik bewußt gewesen, als ich mich an das Schreiben dieses Buches herangemacht habe. Daher habe ich mich im Dialog mit der modernen Sozialmedizin und der Chronobiologie um einen Transfer des Āyurveda in die moderne Gesellschaft bemüht. Die Leser dieses Buches werden die schnellen Rezepte vermissen.

Sie werden aber merken, daß ich mich bemüht habe, den Āyurveda als ein grundlegendes Rezept für die moderne Situation im Gesundheitswesen anzubieten. Sie werden merken, daß das Buch zum Umdenken, zum Leben und zum Erleben auffordert, für mehr Menschlichkeit im Umgang mit der eigenen Zeit und mit der Zeit der Mitmenschen plädiert und für das Ernstnehmen sinnlicher Erfahrung auf allen Ebenen.

Vielleicht entdecken Sie dabei, an welchen Stellen in Ihrem eigenen Leben die Weichen für krankmachendes Verhalten gestellt sind. Vielleicht merken Sie auch, daß Krankheit an sich eine tiefgreifende Kritik Ihres eigenen Körpers an der Situation, die diesen Körper umgibt, enthält. Aus dieser Erkenntnis wächst dann die tägliche Zwiesprache mit dem Körper, deren Aussagen in der Form von kleinen Zeichen des Unwohl- und Wohlbefindens ernstgenommen werden. Dieser ganze Prozeß nennt sich Sensibilisierung. Vielleicht haben wir sie gerade heute nötig, wo sich auf dem Sektor der Gefühle, der Empfindungen und nicht zuletzt auf dem Gebiet des Gesundheitswesens ein totaler Analphabetismus ausbreitet.

Auf dem ersten internationalen Symposium im März 1986 in München wurde dieser Beitrag des Āyurveda stark neben den Beiträgen der modernen psychosomatischen Medizin hervorgehoben. Im Jahre, in welchem der hundertste Geburtstag des großen Pioniers auf dem Gebiet, Viktor von Weizsäckers, gewesen wäre, war es nur verständlich, daß sein Neffe, der berühmte Physiker Carl-Friedrich von Weizsäcker, die Schirmherrschaft über einen solchen Kongreß übernahm. Zur Eröffnung dieses Symposiums sprach er Worte, die er für die Veröffentlichung in diesem Band ergänzt und freigegeben hat. Mit diesem Buch möchte ich ihm auch meinen Dank für seine unterstützung meiner Arbeit in den letzten Jahren aussprechen. Mein Dank gilt auch Max Künzler vom M & T Verlag und dem Lektor Theo Ott für die Unterstützung bei der Vorbereitung des Textes, sowie dem Graphiker Karl Witti für die Übertragung meiner Ideen in farbige Bildtafeln.

Rocque Lobo

Inhalt

Kapitel 1

Āyurveda – eine Lebensphilosophie

Kapitel 2

Die Prakṛti oder die Natur des Menschen

Kapitel 3

Rollenverhalten zur Erhaltung der persönlichen Stabilität

Kapitel 4

Raum und Zeit im menschlichen Körper

Kapitel 5

Die Marmas in Āyurveda

Kapitel 6

Das Uhrwerk des Menschen

Kapitel 7

Schmerz und Zeit in Āyurveda

Epilog

Zum Geleit: C. F. v. Weizsäcker

Vor beinahe zwanzig Jahren war es der 1979 verstorbene Carl Friedrich Basedow, der mich zum ersten Mal für den Dialog zwischen der östlichen Weisheit und der westlichen Wissenschaft interessierte. Er gründete die Starnberger Forschungsgesellschaft, um diesem Dialog eine angemessene Plattform zu bieten. Rocque Lobo, der seit Jahren zum Vorstand dieser Forschungsgesellschaft gehört, hat diese Plattform mit vorliegendem Buch erweitert.

Konzipiert im Rahmen des ersten internationalen Symposiums für «Integriertes Psychosomatisches Gesundheitstraining» steht dieses Werk als Abhandlung über die traditionelle indische Heilkunst unmittelbar im Dialog mit jungen und modernen Gesprächspartnern auf der Seite der westlichen Wissenschaft.

Ich war und bin gerne «Schirmherr» dieses Dialogs innerhalb der Forschungsgesellschaft für östliche Weisheit und westliche Wissenschaft, obwohl ich gestehe, daß ich mit einer gewissen Schwierigkeit solche Worte betrachte.

Das «Östliche» ist nicht nur Weisheit; das «Westliche» nicht nur Wissenschaft. Auch sind diese Vokabeln selbst westliche Vokabeln. Es ist nicht so klar, was man damit meint. Aber man hat doch ein Gefühl dafür. Ich erinnere mich sehr gut, daß in meinen Gesprächen mit geistig hochstehenden Hindus und geistig hochstehenden japanischen Buddhisten mir immer wieder gesagt wurde:

«Eure westliche Zivilisation, die ja offenbar die Welt erobert hat, hat dies getan auf der Basis ihrer Bindung an die aristotelische Logik, an die Ja-Nein-Entscheidungen, die man in der Wissenschaft treffen kann.»

Das wurde einerseits sehr respektiert, wohl auch bewundert, andererseits aber doch als noch nicht ausreichend für die Erfassung der Wirklichkeit empfunden. Ich erinnere mich sehr gut, daß mir ein Inder freundlich lächelnd sagte:

«Über die niedrigeren Dämonen habt ihr ganz gut Gewalt bekommen.» – Über die höheren, genau deshalb, selbstverständlich nicht! Das hat er zwar nicht dazu gesagt, aber das war klar!

Das heißt: Die Dämonen, die Euer eigenes Machtstreben beherrschen, die merkt Ihr gar nicht. Und Ihr merkt sie deshalb nicht, weil Ihr alle diese Ja-Nein-Entscheidungen trefft, die Ihr «Wissenschaft» nennt.

Demgegenüber ist eine an sich schon integrale Sicht ganz gewiß etwas höchst Notwendiges. Nun ist es gar nicht so, daß es diese Sicht nur in Indien, in China, in Japan oder im Tibet gäbe; natürlich gibt es sie in einer gewissen Form im Westen auch. Aber wie diese zusammenkommen sollen, das ist vielleicht – ich spreche nur ein Gefühl aus – die wichtigste geistige Aufgabe unserer Zeit, unseres Jahrhunderts und vielleicht auch noch einiger folgender Jahrhunderte. Denn diese großen Kulturen, die sich historisch entwickelt haben – allerdings mit Wechselwirkung –, aber im grossen und ganzen doch jeweils in ihrem eigenen Kreis, sind heute durch den Sieg der westlichen Technik so zusammengebracht worden, daß sie einander gar nicht mehr ausweichen können. Sie können einander physisch nicht ausweichen, und nun wird es wichtig, daß sie gegenseitig miteinander zu leben lernen, was insbesondere auch heißt, daß sie ihre Begriffe verstehen lernen. Aber schon wie ich gerade rede, drücke ich mich wieder rein westlich aus, denn ich habe von Begriffen gesprochen.

Was jeweils in einer anderen Kultur, in einer anderen Tradition an der Stelle der Vokabeln steht, die wir scheinbar mühelos gebrauchen, eben das sollte erfahren werden. Dieses Buch soll dazu einen gewissen Beitrag leisten. Es erhebt nicht den Anspruch, mehr zu sein. Gerade deswegen ist es ernst zu nehmen.

Andererseits glaube ich, daß auch die Interpretation der großen Traditionen des Ostens, sowohl der meditativen, der mystischen, als auch der medizinischen, durch das, was wir im Westen erarbeitet haben, möglich würde. Aber nur dann möglich würde, wenn wir im Westen besser verstehen, was wir machen, als wir es bisher verstanden haben.

In diesem Zusammenhang möchte ich ein Wort zu dem Begriff Psychosomatik sagen: Hier ist es mir vielleicht erlaubt, etwas Familiensinn zu zeigen und mich an meinen Onkel, den bekannten Mediziner Viktor von Weizsäcker zu erinnern, der für mich – schon als ich ein Kind war – in diesen geistigen Dingen fast etwas wie ein Vater war und von dem ich erfahren habe, wie er dies meinte. Er hat das Wort «psychosomatisch» allenfalls erläuternd gebraucht. Aber er hat von «anthropologischer Medizin» geredet. Er war Mediziner, und sein Ziel war, daß wir in der Medizin den Menschen sehen, das heißt nicht nur die Krankheiten, das Funktionieren oder Nicht-Funktionieren eines Apparates, – sondern den Menschen:

«Anthropos» heißt Mensch – «Anthropologie» – intelligentes oder vernünftiges Reden vom Menschen; – «logie» – ist vernünftiges Reden – «logos» – ist ein «vernünftiges Wort» im Griechischen.

Nun, das bedeutet, daß eine Anzahl von Trennungen, die bei uns üblich sind, als bloße Folgen unserer unzureichenden intellektuellen Fähigkeiten erkannt werden, wie z.B. die Trennung zwischen «Psychischem» und «Somatischem». Diese kommt in sehr vielen verschiedenen Formen in unserer Geschichte vor. Im Abendland hat vielleicht die wichtigste Rolle dabei die Unterscheidung von zwei Substanzen durch René Descartes gespielt, die «res extensa», die ausgedehnte Substanz, die man nach Descartes geometrisch-mathematisch beschreiben kann – das war seine Version des Körpers – und auf der anderen Seite die «res cogitans», die denkende Substanz, also diejenige Substanz, die nicht durch Erkennbarkeit mit Hilfe der Mathematik charakterisiert wird, sondern durch die Fähigkeit, selbst zu erkennen. Das ist eine ganz bestimmte, im Abendland des 17. Jahrhunderts plausible, künstliche Problemlösung. Ich glaube nicht, daß in diesem Gedanken, der im 17. Jahrhundert eine gewisse Attraktivität hatte, die letzte Wahrheit liegt. Aber jedenfalls in der Medizin ist das Somatische, das man mit Hilfe von Physik und Chemie beschreiben kann, immer mehr in den Vordergrund gerückt, und es entwickelte sich daneben eine Psychologie, eine

Psychiatrie oder was immer man dazu sagte. Wie die zwei zusammenhingen aber, blieb dunkel.

Nun hat man dann entdeckt, daß es in der Medizin sehr tiefe psychosomatische Zusammenhänge gibt, Zusammenhänge zwischen dem Physischen und dem Psychischen, dem Psychischen und dem Somatischen. Ich habe oft von den Medizinern gehört, es gibt eben gewisse Krankheiten, die somatisch sind, die aber durch psychische Faktoren ausgelöst werden. Ich habe neulich in den Erinnerungen meines Onkels gelesen, daß dieses eines der größten Mißverständnisse dessen sei, was er gewollt habe. Daher muß ich hier auch ein Wort dagegen sagen. Es handelt sich für ihn nicht darum, daß es da eine Psyche gibt, die in ihrer eigenen Vollkommenheit oder Unvollkommenheit lebt, und daneben einen Körper und dann einen unbegreiflichen Einfluß des einen auf den anderen. Sondern es handelt sich darum, daß der Mensch als Ganzes verstanden werden muß, insbesondere auch aus seiner Biographie, aus seinem Lebensschicksal heraus. Die Trennung vom gegenwärtigen Zustand, z.B. der Krankheit, und der Geschichte des Lebens dieses besonderen Menschen, ist wiederum eine Verblendung, die dazu führt, daß man eigentlich gar nicht sieht, wozu das Ganze da ist oder wie die Dinge zusammenhängen. Krankheiten sind da und fragen nicht danach, ob wir wissenschaftlich Bedenken haben, so allgemein zu fragen. Man muß so allgemein fragen.

Ich gebe nur ein Beispiel aus seinen Arbeiten – das liegt nun fünfzig Jahre zurück –:
Die psychogene Angina, die er studiert hat. Er stellte fest, daß bei ganz bestimmten biographischen Krisen ein Mensch mit seinem Verhalten weitgehend auch durch seine Reaktion auf die Gesellschaft bestimmt war, sodaß man auch die Gesellschaft mitbedenken mußte. Daß der Mensch in solchen Krisen bis an eine Stelle kommt, wo er nicht mehr aus noch ein weiß, wo aber, wenn er etwa in psychotherapeutischer Behandlung ist, der Psychotherapeut sehr wohl erkennen kann: Jetzt ist fällig, daß der Patient endlich anfängt, sich selbst zu verstehen und damit zu erkennen, inwiefern er seine eigene Krise selbst erzeugt hat. In dem Moment bekommt er eine organische Krankheit, eine Angina. Nachdem diese Krankheit überstanden ist, auf einmal weiß er es. Das heißt, diese Krankheit ist der Trost, ist die Hilfe, die er bekommen hat. Der Körper, hat mein Onkel oft gesagt, ist klüger als das Bewußtsein: Er versteht es besser. Und wo das Bewußtsein nicht mehr durchkommt, kommt der Körper und rettet ihn aus seiner eigenen Torheit. Das muß nicht immer so sein, aber es ist ein Beispiel für Vorgänge, die mein Onkel als psychosomatische Zusammenhänge bezeichnet hat.

Er hat dann auch ziemlich tiefe philosophische Gedanken niedergelegt. Ihm war das Religiöse sehr wichtig. Er sprach von Mystik. Und dann kamen solche Sätze, wie: «Wenn man sich aber darauf einlässt, erscheint das Geheimnis des Leibes noch tiefer als das Geheimnis des Geistes.» Diesem Geheimnis des Leibes nachzuspüren, das war es, was er meinte, wenn er sagte: «Der Leib ist gescheiter als das Bewußtsein». Das war eigentlich sein Motiv.

Und daran habe ich denken müssen, als ich einige von den Texten dieses Buches las. Denn hier ist ja auch immer die Rede davon, daß in der Sozialtherapie von Sucht- und

Chronischkranken heute körperorientierte Behandlungsformen einen immer grösseren Raum einnehmen. D.h. die Therapie versucht, sich direkt mit dem gescheiteren Teil des Menschen zu befassen, mit dem Körper. Um dadurch möglicherweise in ihm etwas zu erreichen, was in seinem Ego-Bewußtsein, in seinem Ich-Bewußtsein nicht zustande kommt. Daß dahinter wieder eine Metaphysik des gesamten Menschen stehen kann, die ihn zu interpretieren sucht, das ist eine weitere Sache. Ich habe hier mit Absicht einen westlichen Wissenschafter genannt, der von den östlichen Wissenschaften praktisch unbeeinflußt war, allerdings tief beeinflußt war von unserer eigenen philosophischen und religiösen Tradition. Das sind Dinge, die ich gelernt habe, weil ich ihn zufällig gekannt habe. Was man zu solchen Zusammenhängen noch sagen kann, wenn man von Dingen weiß, die ich nicht weiß, die aber vom Autor in diesem Buch vorgestellt werden; das werden Sie lesen.

Der Dialog des Ayurveda mit der modernen Chronobiologie und der Sozialmedizin ist ein Wagnis, das bisher noch nicht unternommen wurde. Es wäre nach meinem Empfinden zu wünschen, daß dieser hier vorbereitete Dialog durch die Repräsentanten der verschiedenen Fachdisziplinen weitergeführt wird.

Ich wünsche daher dem vorliegenden Buch in Fachkreisen die entsprechende Resonanz.

C. F. v. Weizsäcker

«Die Wissenschaft vom gesunden Leben»

So wird Āyurveda korrekt übersetzt. Sie ist keine rein naturwissenschaftlich orientierte Heilkunde, sondern wesentlich mehr, nämlich eine Lehre der Medizin, die auf der Erkenntnis beruht, daß der Mensch als eine Einheit aus Körper, Seele und Geist gesehen und behandelt werden muß und daß alles vom Gleichgewicht des Individuums abhängt; eine Ausgewogenheit sowohl im Innern als auch nach außen hin, d.h. zu seiner Umwelt und zum Kosmos.

Die Aufgabe des Vaidya – so nennt man den klassischen Āyurveda-Arzt – besteht darin, diese Harmonie, dieses Gleichgewicht (ein Zustand, den wir als «gesund» bezeichnen) bei seinen Schutzbefohlenen zu erhalten, beziehungsweise wieder herzustellen.

Als Hilfsmittel stehen ihm eine hervorragende Pflanzenpharmakologie, ein aussergewöhnliches chirurgisches Handwerk und die bei uns als unbedeutend angesehenen Methoden wie Kontemplation und Meditation zur Verfügung. Darüber hinaus verfügt er über Wissen und Erfahrung in der Hydrotherapie, in den Massagelehren und in der Diätetik.

Das Wissen um die Heilwirkungen der Kunst, wie die Ausstrahlung von Bildern, von Farben, Musik, Tanz, bis hin zu Magie und Beschwörung, sind heute auch in Indien weitgehend in Vergessenheit geraten. In der Blütezeit des klassischen Āyurveda aber, die bis in die Jahre 600 v.Chr. zurückreicht, war man sich voll ihrer Werte bewußt.

Dafür werden die bei uns fast vergessenen und meist schamhaft abgewerteten Bereiche wie die Verjüngung (Gerontologie) oder die Potenzsteigerung (Virilisation) mit einem fundamentalen Wissen und Können noch heute praktiziert.

Die Āyurveda-Medizin ist rund 3500 Jahre alt, ihre früheste Periode ist in den Schriften der Veden nachweisbar (1500 v.Chr.). Vielen hunderten Millionen Menschen hat sie bis auf den heutigen Tag als Heilkunde gedient. Innere Medizin, Augenheilkunde, HNO, Psychiatrie, Chirurgie und Toxikologie sind Lehrbereiche dieser Heilkunde, die keine Außenseiter-Medizin ist. Sie wird heute noch an Universitäten gelehrt, erfordert 12 Semester Studium und darf nur mit staatlicher Genehmigung und offizieller Graduierung ausgeübt werden.

Āyurveda ist vorwiegend eine Naturheilkunde. Sonnenwärme, Licht, Luft und Wasser werden in der Therapie genauso angewendet wie meist unbehandelte pflanzliche, tierische und mineralische Substanzen. Eine jahrtausendealte Erfahrung ist zusammengetragen: Rund 5000 Pflanzen gehören zum āyurvedischen Arzneischatz, die z.T. in außergewöhnlichen Plantagen und lehrbotanischen Gärten angebaut werden.

Āyurveda ist aber auch eine hochentwickelte Lebensphilosophie, ein ganzes medizinisches System, das den menschlichen Sinnen noch «traut». Ein uraltes menschliches Wissen mit dem großen, alles überdachenden Leitgedanken der natürlichen Harmonie und der uns immer fremder werdenden Erkenntnis, daß eins zum andern gehört; daß wir alle immer nur ein Teil eines Ganzen sind. Kein Lebewesen kann ohne die anderen – ohne Echo gewissermaßen – bestehen. Die Ying und Yang-Lehre sagt es noch einfacher: Ohne das Böse gibt es kein Gutes, ohne das Nein kein Ja, ohne Dunkel kein Licht.

Das Faszinierende der Āyurveda-Lehre aber ist ihre Zeitlosigkeit. Sie paßt in jede Epoche und in jedes Jahrhundert. Sie läßt sich sogar in unser Industriezeitalter übertragen, obwohl sich während der letzten 200 Jahre unsere Lebens-und Verhaltensstrukturen entscheidend geändert haben. Unser Kontakt zur Natur ist weitgehend gestört, und innerhalb weniger Generationen mußten wir uns an völlig neue Gegebenheiten anpassen. Das hat – um in der āyurvedischen Sprache zu sprechen – unser Gleichgewicht gestört; hat uns Krankheiten gebracht, die früher kaum bekannt waren. Mit allen neuen technischen Errungenschaften der Schulmedizin wurde auch der Mensch allmählich nur noch zum «Patienten», er verlor seinen Namen und seine Persönlichkeit. Das Signal seiner Disharmonie, die Krankheit, wird nur noch am Symptom behandelt, der Ursache wird meist nicht nachgegangen, und so wird nicht geheilt, sondern repariert und unterdrückt.

Das erkennen inzwischen sehr viele Menschen. Eine fundamentale Lehre der Gesundheit, der ganzheitlichen Heilmethode, könnte dem Arzt seine im Āyurveda erkannte Rolle als Berater und Erzieher zurückgeben. In den klassischen Āyurveda-Texten werden nicht nur die Entstehung und Behandlung von Krankheiten beschrieben, sondern auch viele Maßnahmen zu deren Verhütung und vor allem zur Erhaltung der psychischen und physischen Gesundheit. Dazu aber braucht es als wichtigste Voraussetzung das persönliche Verhältnis vom Arzt zum Erkrankten.

In dem vorliegenden Buch unternimmt einer der bedeutendsten Interpreten der philosophischen Grundlagen des Āyurveda, Prof. Dr. Rocque Lobo, den kühnen und wohl ersten Versuch, eine ausgegorene, zeitlose, altindische Weisheit und Wissenschaft in unsere heutige westliche, weitgehend industrialisierte Welt und Gesellschaft zu integrieren. Rocque Lobo wurde am 4. März 1941 in Pune, Indien, geboren. Nach der Matura studierte er Naturwissenschaften. Seine weiteren Studien (Philosophie, Theologie, indische Musik und Yoga) führten ihn nach Eichstätt und München, wo er 1967 mit dem Staatsexamen in katholischer Theologie abschloss und 1971 in Philosophie und Indologie promovierte.

Seit 1977 leitet er die «Forschungsstelle für Yoga und Āyurveda». 1984 übernahm er im Auftrag des Bundesministeriums für Bildung und Wissenschaft (Bonn) die Koordination eines Forschungsprojekts am Institut für Fortbildung der katholischen Stiftungsfachhochschule für Sozialwesen in München. Zweck dieses Projekts war unter anderem die Integration āyurvedischen Gedankenguts in die hiesige Gesundheitsbildung: Es sollen Sozialpädagogen in die Methode der Prakṛti-Analyse westlicher Menschen ausgebildet werden. Bekannt wurde Lobo durch seine Bücher «Yoga – Sensibilitätstraining für Erwachsene». (Hueber-Holzmann-Verlag), sowie durch seine Jahrbücher für Yoga. In jüngster Zeit auch durch die Gestaltung und Leitung der Sendungen für Atmung, Āyurveda und Yoga am Bayerischen Fernsehen.

1986 erhielt er einen Ruf als Professor für Sozialarbeit und Sozialpädagogik an die staatliche Fachhochschule in München.

Sein Āyurveda-Buch ist gedanklich so aufgebaut, daß man es nicht nur oberflächlich lesen oder überblättern kann, sondern daß nur derjenige Zugang findet, der es aufmerksam von Anfang bis Ende durchliest. Die wichtigste Voraussetzung für die Lektüre eines derartigen Buches aber ist eine gewisse Toleranz, ein Respekt vor dem alten Erfahrungswissen, das aus dem fernen Osten zu uns gelangt. Der bekannte Naturphilosoph Jean Gebser formuliert es folgendermaßen:
«Wir sind nicht ‹weiter› als Asien. Anzunehmen, daß dies der Fall sei, nur weil wir die Wirklichkeit ‹anders› einschätzen oder besser gesagt: weil wir andere Aspekte der Wirklichkeit betonen als sie, und weil wir ihnen beispielsweise die technische Beherrschung der Außenwelt und damit die Industrialisierung voraushaben, wäre falsch. So zu denken verführt zu einem unberechtigten Hochmut, der jedwedem Verstehen sehr hinderlich ist.»

Es besteht eine auch innerliche Abhängigkeit und Entsprechung der beiden Welt- und Wirklichkeitsaspekte, die sich in den westlichen und östlichen Gebieten einander ergänzend ausgeformt haben und die nur zusammen gesehen unsere ganze Welt bilden. Asien und Europa, die westliche und die östliche Welthälfte, sind die beiden einander entsprechenden geistigen Pole, deren Achse gewissermaßen horizontal zu jener liegt, welche die geographischen Pole verbindet.

Mit jedem Jahr bewahrheitet sich das Wort Goethes mehr: «Orient und Okzident sind nicht mehr zu trennen.» Diesem Wort, das der Zeit entstammt, da das Bewußtsein von der Einheit der Welt aufzukeimen begann, entspricht ein anderes, das sich gleichzeitig bei Goethe findet:
«Gottes ist der Orient,
Gottes ist der Okzident!
Nord-und südliches Gelände
Ruht im Frieden seiner Hände.»

Theo Ott

Buch: Yoga-Sensibilitätstraining f. Erwachsene
R. Lobo

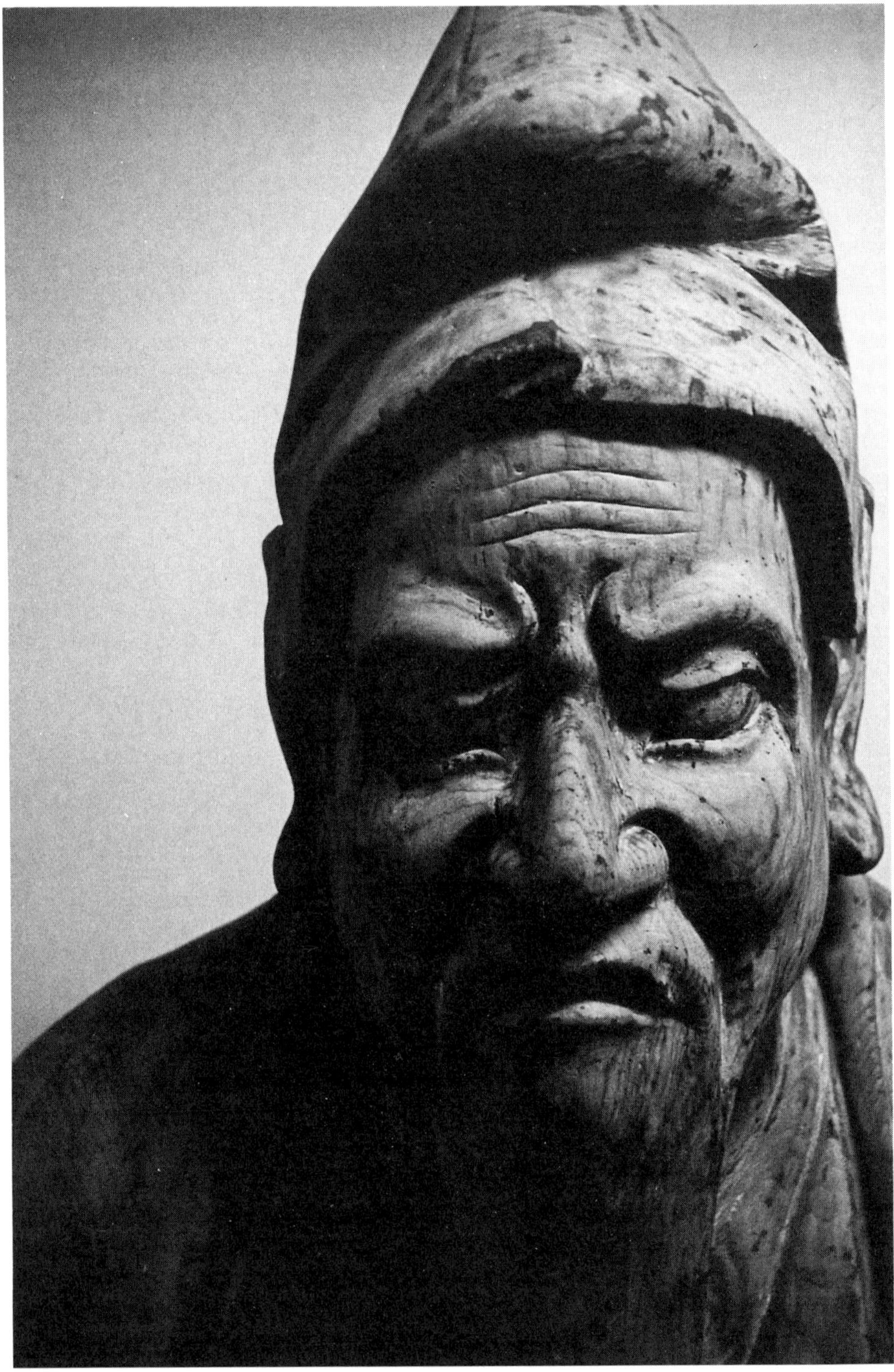

Suśruta, der Begründer der Lehre vom Pfeil (Śalya-Tantra).

Kapitel 1

Āyurveda - eine Lebensphilosophie

Die zeitlose Lebensphilosophie

Seit den 1839 veröffentlichten «Minutes of Education» versuchten die englischen Kolonialherren bis zur Unabhängigkeit im Jahre 1947 alle Zweige des einheimischen Wissens systematisch zu verdrängen.[1] Durch neue Konzepte von Hygiene, den Bau von Medical Colleges mit modernen Operations- und sterilen Seziersälen sowie bestausgestatteten Analyselabors wollte man die Oberschicht für die «Revolution» auf dem Gebiet der Medizin gewinnen.

Viele meinen noch heute, Āyurveda zumindest reformieren zu müssen, wenn sie es nicht total von der Bildfläche des Gesundheitswesens Indiens zu verdrängen vermögen,[2] eine andere Gruppe schlachtet das alte Wissen für die pharmazeutische Industrie aus,[3] die Führer moderner, hinduistischer, neo-religiöser Gruppen geben Millionen aus, um ihre Jünger nach den Methoden dieses Medizinsystems zu schulen,[4] und seriöse Forschungszentren versuchen, sich mit der zugrundeliegenden Philosophie auseinanderzusetzen.[5] Āyurveda, die traditionelle indische Medizin, erlebt seit den 60iger Jahren in Indien und in der Geschichte der Medizin überhaupt eine Neuentdeckung, die weniger selbstgewollt scheint, als den Zeitströmungen unterliegt.

Im Jahre 1979 mußte die WHO (World Health Organisation) dann aber feststellen, daß zwei Drittel der indischen Bevölkerung, die immerhin mehr als 600 Millionen zählt, immer noch vom traditionellen indischen Medizinsystem versorgt wird.

Mit dem Bewußtseinswandel moderner Mediziner und Sozialwissenschafter sowohl in Indien als auch in der westlichen Welt tauchte langsam auch die Frage nach den Gründen für die unauffällige Hartnäckigkeit dieser Gesundheitslehre auf, die sich trotz der Wucht des Angriffs der modernen Medizin zu behaupten vermochte. Wer die Gründe der Popularität des Āyurveda in der Wirtschaftlichkeit seiner Behandlungsmethoden sucht, muss feststellen, daß āyurvedische Arzneimittel im Durchschnitt teurer sind als moderne Drogen und daß der Einsatz von Fachkräften, die ihre korrekte Herstellung überwachen, von modernen pharmazeutischen Betrieben finanziell nicht aufzubringen ist. Auch die als Panchakarma deklarierten Techniken der Massage, der Dampfbäder und der Inhalierung, des Fastens, der Einläufe u.a. sind keineswegs billig.[6]

Nach Sichtung aller Faktoren, welche für seine Popularität sprechen, dämmert dem seriösen Forscher, daß Āyurveda, wie vielleicht kein anderes Medizinsystem, in der Lage ist, auf eine tiefsinnige wie einfache Weise dem Mann auf der Straße eine Antwort auf die Sinnfrage des Lebens zu geben. In der modernen naturwissenschaftlichen Medizin wie in der Psychosomatik wird diese Frage entweder völlig ausgeklammert oder nur sehr vage beantwortet.

Wir wollen hier mit der Erklärung der Bedeutung des Namens Āyurveda anfangen und Schritt für Schritt zeigen, wie diese Heilkunst Antworten auf Fragen gibt, die vereinzelt in vielen hochspezialisierten Zweigen der modernen Medizin und der Sozialwissenschaften gestellt werden. Es mag vielleicht wie der Entwurf von Arbeitshypothesen für empirische Untersuchungen von Morgen aussehen, wenn wir solch junge Forschungszweige wie die Chronobiologie*, die Schmerzforschung und die Feldtheorie der Sozialwissenschaften** in Zusammenhang mit Āyurveda bringen. Von der philosophischen Seite holen wir die Phänomenologie*** E. Husserls und M. Heideggers heran, um die angemessene Denkweise im Umgang mit dieser östlichen Medizin-Philosophie voranzutreiben. Auch dies dürfte ein nicht weniger anspruchsvolles Unterfangen sein.

Āyurveda ist ein Medizinsystem, das auf einer Philosophie des Leidens aufbaut. Daher berücksichtigen ihre wissenschaftlichen Kategorien auf Schritt und Tritt den Standort des Leidenden, seine Gefühle, seine Lebensperspcktive und seine Einstellung zu seiner Umwelt. Die Übertragung solcher Kategorien in die moderne Arztpraxis dürfte kein leichtes Unterfangen sein.

Um allen diesen Aspekten der traditionellen indischen Medizin gerechtzuwerden, müssen zuerst die wichtigsten Begriffe erläutert werden, welche durch unzureichende Übersetzungen in der Vergangenheit oft Anlaß zu falschen Assoziationen gegeben haben.

Das ist Āyurveda

Die Definition von Caraka

Es gibt zwei wichtige Schriften aus vorchristlicher Zeit, die eine Darstellung dessen liefern, was Āyurveda früher bedeutete. Es sind die Traktate der Ärzte Suśruta und Caraka. Carakas Definition von Āyurveda lautet:

> «Dies wird als jene Wissenschaft des Āyus genannt, in welcher die wohltuenden wie schädlichen, die glücklich wie unglücklich machenden und dadurch zum Leben beitragenden Vorgänge und die Schätzung der Lebensdauer, wie deren Beschreibung, vorgenommen wird.»
> (Caraka-Samhitā I.41) (7)

Glücklich wie unglücklich kann uns nur etwas machen, das uns etwas bedeutet, das uns subjektiv trifft. Ob ir wollen oder nicht, wird damit alles angesprochen, was unsere Lebensauffassung tangiert; die Art, wie wir Ereignisse bewältigen und wie wir mit dem Leiden und dem Glück anderer umgehen.

Die Definition des Wortes Āyus als Zusammenhalt

Der Text der Caraka-Samhitā fährt fort mit der Definition des Wortes Āyus. Sie lautet:

> «Den Zusammenschluß von Śarīra (Körper), Indriya (Feld der Sinneserfahrung) und Sattva (Lebensfluß) nennt man Āyus. Es wird auch Dhāri (der Zusammenhalt) oder Jīvītam (das Lebende) oder Nityaga (der unverzichtbare Kern) oder Anubandha (der Zusammenschluß) genannt.»
> (Caraka-Samhitā I.42)

Es gibt mit anderen Worten drei Prinzipien der menschlichen Erfahrung, die sich zusammenfügen, wenn man sich kerngesund fühlt:
– der *Śarīra* (Körper) als Inbegriff der Vielfalt einzelner auseinanderstrebender Funktionen und Rhythmen im Inneren des Individuums;
– das *Sattva* (Lebensfluß) als Inbegriff der lebensbejahenden Kommunikation mit der Umwelt; die als wohltuend empfundene soziale und auch geistige «Atmosphäre», in welcher es sich leben und gedeihen läßt. Es ist damit jene Atmosphäre gemeint, in welcher etwas wachsen kann;

– die *Indriyas* (Felder der Sinneserfahrung) sind die Wahrnehmungs- und Tätigkeitsfelder, in welchen der Handelnde seine Kompetenz erlebt.

Es ist verständlich, daß im Augenblick der Krankheit dieser Zusammenhalt bedroht wird. Der Kranke hat das Gefühl der Inkompetenz, weil er von Krankheiten auseinander gerissen wird, derer er nicht Herr wird.

Śarīra -
Prinzip der Erfahrung der auseinanderstrebenden Tendenzen im Menschen.
Indriya -
Prinzip der Kommunikation innerer (endogener) Rhythmen mit Umwelteinflüssen.
Sattva -
Lebensbejahender Zustand des zwischenmenschlichen und individuellen Zusammenhalts.

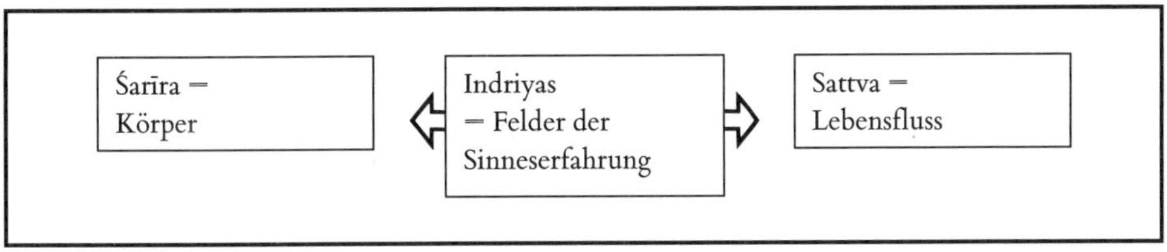

Āyus – Zusammenhalt

Zusammenhalt: Āyus
Der Zusammenhalt in der menschlichen Gemeinschaft hat seine Entsprechung im menschlichen Körper. Das Auseinanderfallen der menschlichen Gemeinschaft äußert sich in einem Auseinanderfallen des menschlichen Körpers in krankhafte Zustände, die von langer Hand vorbereitet sind.

Besitzstand, Opfer und sozialer Zusammenhalt

Wenn man die Vedas, die alten heiligen Texte der Inder, liest, so gewinnt man den Eindruck, daß die Menschen, welche diese Texte schrieben, nur eines im Sinn hatten: Ihr eigenes Hab und Gut zu sichern und zu vergrößern, ihre Familie von Krankheit zu bewahren und ihre Feinde zu besiegen. Dafür haben sie von Zeit zu Zeit Brandopfer dargebracht und glaubten fest daran, daß jenes Feuer, das die Opfer verwandelte, diese Handlung auch im Namen der anderen beteiligten Elemente des Kosmos ausführte: Im Namen des Raumes, der Luft, des Wassers und der Erde.[6] Waren diese Elemente befriedigt, so ließen sie den Opfernden teilhaben an ihrem Mahl und gewährten ihm das, wonach sein Herz begehrte.

Die Bedeutung des Menschenopfers

Der Körper des Menschen, als Altar und Opferfeuer gesehen, ist der Ausdruck des sozialen Zusammenhalts. Ist die menschliche Gemeinschaft intakt, so sind alle Rhythmen des Leibes intakt und der Körper ist synchron mit der Umwelt: In dieser Aussage stimmen die Chirurgenschule des Suśruta und die Internistenschule des Caraka überein.

Der Zusammenhalt im Opferritual

«Yajña» oder das Opfergeschehen war etwas, das stellvertretend für den gesamten Zusammenhalt der Welt angesehen wurde. Aus dieser Erkenntnis heraus wurde ein Opfer dargebracht, um den eigenen Wohlstand zu vermehren und den inneren Zusammenhalt zu bekräftigen. Man sagte sich: «Wenn ich das Opfer darbringe, so werde ich an Nahrung und an allem, was ich mir wünsche, satt.» Dementsprechend wurde dieses Opferritual praktiziert – offensichtlich über Jahrhunderte hinweg – bis zu jenem Zeitpunkt, wo der Zusammenhalt in der Gesellschaft auseinanderbrach: Einzelne wohlhabende Mitglieder der Oberschicht unterdrückten die niederen Kasten derart, daß sie den Zusammenhalt der Gesellschaft durch ihre Habgier auseinanderrissen. Hier setzte seitens der Kriegerkaste die Kritik an den Zuständen in der indischen Gesellschaft an. Dies führte letztendlich zum Aufblühen des Buddhismus wie auch zu anderen Reformationen in der indischen Denkweise. So war bis dahin z.B. weder das Fleischessen noch das Menschenopfer verpönt. Erst mit der Kritik an diesen Handlungen begann die Entwicklung der philosophischen Systeme, die später so entscheidend die Geschichte des indischen Denkens beeinflussen sollten.

Die vedische Gesellschaft war an sich aggressiv und wollüstig und hatte keinerlei Probleme, sich auch so darzustellen. Diese Einstellung fand in den vedischen Opferritualen ihren Niederschlag. Vergleicht man aber zum Beispiel die vedischen Texte über Raum und Zeit mit Texten zum selben Thema der späteren philosophischen Literatur, so kann man erkennen, daß hier ein Bruch stattfand. In der vedischen Zeit wurde gesagt: «Ich bringe ein Opfer! Und die Zeit muß mir das geben, wonach ich trachte!»

Einige Jahrhunderte später scheinen die Menschen nicht mehr an die Macht des Opfers zu glauben. Vor allem deshalb, weil in grossen Kriegen der Zusammenhalt der Königsfamilien selbst – trotz genauer Einhaltung von Opfervorschriften und Familienritualen – durch Neid, List und Intrigen zerstört wurde.

Das Opferritual und das Kastensystem

Soziale Spannungen wurden im individuellen Zusammenhalt der einzelnen Teile des menschlichen Körpers widergespiegelt. Die soziale Spannung baute ihrerseits auf jener Totalität des Bewußtseins der einzelnen Individuen auf, die jeweils durch ihre gesellschaftlichen Aufgaben einzelne Funktionen des menschlichen Körpers repräsentierten. So sah man auch im Kastensystem den Körper sich offenbaren: den Kopf im Brahmanen (Priester), die Arme in den Kṣatriyas (Krieger und Staatsmänner), die Schenkel in den Vaiśyas (Händler) und die Füsse in den Sudras (Bauern).

Auf dem Hintergrund einer solchen Betrachtungsweise entfaltete Suśruta seine «Lehre vom Pfeil». Sein Hauptaugenmerk richtete sich dabei auf die Zerstörung des sozialen Zusammenhalts im Krieg. Es ist nicht zufällig, daß Suśruta den Vorrang des Śalya-Tantra (Lehre des Pfeils) über anderen Zweigen des Āyurveda aus der Möglichkeit der Zerstörung des Opfergeschehens ableitete: «Was hilft es», so schien er zu folgern, «wenn Krankheit und Leiden, Krieg und Not das Opfergeschehen und den darin ausgedrückten sozialen Zusammenhalt unmöglich machen»?

Die Abhandlung vom Pfeil (Śalya-Tantra)

Die älteste Schrift des Arztes Suśruta soll nach der herrschenden Meinung der Indologen schon etliche Jahrhunderte vor Christus* existiert haben. Suśruta soll auch der erste Arzt der Welt gewesen sein, der systematisch seziert und die erste «funktionelle Anatomie» des menschlichen Körpers verfasst hat, die uns erhalten ist. In den Museen lässt sich das durch die entsprechenden, chirurgischen Instrumente nachweisen. Das wichtigste aber ist der Text, in welchem Suśruta die theoretischen Überlegungen zu seinen praktischen Anwendungen beschreibt, der ebenfalls noch erhalten ist.

Das Kernstück dieser Lehre befindet sich in Suśrutas Śalya-Tantra, oder der Erläuterung über den Pfeil (*«Śalya»* Pfeil, *«Śalya-Tantra»* Leitfaden durch den Pfeil) und heisst «das Marma-Sthānam» oder der Ort, an welchem der Begriff Marma erklärt wird. In diesem Teil von Suśrutas Werk werden jene Punkte am menschlichen Leib

---

* Siehe dazu O.P. Jaggi: Indian System of Medicine, Delhi-Jaipur-Chandigarh, (Lucknow) 1973.

besprochen, an welchen der Zusammenhalt des Körpers (Āyus) auseinandergerissen werden kann.

Man scheint schon früh erkannt zu haben, daß die menschliche Gestalt eine Zusammensetzung verschiedener, in sich zu eigenständigem Leben befähigter Teile ist. Sie hält nicht nur einzelne Zellen in ihrer prospektiven Potenz* zusammen, sondern auch einzelne Systeme, die sich aus verschiedenen Stadien unserer Entwicklungsgeschichte gebildet haben. Diese Teile des Körpers können sich im Krankheitsfalle verselbständigen und dadurch spezifische Formen von Bedrohung im Bewußtsein des Menschen hervorrufen, die in Vorzeichen der Krankheit und Symptomen wahrgenommen werden.

Durch das Wort «Āyus» soll die Erfahrung des Zusammenhalts des menschlichen Körpers in Anbetracht ständiger Bedrohung durch Desintegration, Krankheit oder Verletzung ausgedrückt werden. Es ist, wie wenn über diesen Leib ständig etwas wacht, Reflexe in Gang setzt, Immunstoffe im Blut freigibt, toxische Stoffe ausscheidet. Es ist diese «Weisheit des Körpers», die mit dem Wort Āyus umschrieben werden soll.

Bedenkt man, daß der Begriff «Āyus» oder «Zusammenhalt» ursprünglich mit der Opfergabe der vedischen Gemeinschaft zusammenhing, so wird man verstehen, daß individueller Wohlstand, persönliches Glück und Gesundheit damals im sozialen Geschehen eingebettet waren. Ich möchte an dieser Stelle kurz erklären, was unter «Zusammenhalt im Opfergeschehen» verstanden wurde:

«Feuer» (Agni)

Das Wort «Feuer» des Leibes, wie es in Āyurveda verwendet wird, bedeutet Zusammenhalt des Leibes. Je stärker die Kraft des Feuers, desto stärker der Zusammenhalt. Das Opferfeuer war stark, wenn es dem Opfernden seine Wünsche gewährte. Das Feuer des menschlichen Leibes – und damit der menschlichen Gemeinschaft – ist stark, wenn es den Menschen rundum gesunden lässt.

Kritik am Opfergeschehen

Die Veräußerung des Opfergeschehens und seine «Verdinglichung» führte in der spät-vedischen indischen Gesellschaft zum Verlust seiner Kraft und Bedeutung. Der Mensch war dabei unwichtig geworden, nur Wohlstand und Besitz zählten. Heute ist die «Verdinglichung» in Āyurveda ebenfalls eine Gefahr. Ohne die Beseitigung der Ursachen des zerstörten «menschlichen Zusammenhalts» richten die Arzneimittel nur wenig aus.

* Die prospektive Potenz ist die Summe der Möglichkeiten, die in einer Zelle enthalten sind. Diese bleiben ihr sogar nach der Spezialisierung in bestimmten Organen zum Teil erhalten.

Verinnerlichung des Opfers und körperliche Verletzlichkeit

Hier möchte ich einen Vergleich anstellen, wie der Ursprung des Āyurveda zum einen von Caraka, zum andern von Suśruta gesehen wird. Caraka ging von der Verinnerlichung des Opfergeschehens aus, er transferiert die Opferfeuer in den menschlichen Leib und versucht, das Wissen über Āyus, den Zusammenhalt, abzuleiten, wie es von oben, von Gott dem Schöpfer, in das Wissen der einzelnen Menschen gelangte.

Agni und Āyus

«Feuer des Leibes» bedeutet in Āyurveda den Zusammenhalt des Körpers. Je stärker die Kraft des Feuers, desto stärker der Zusammenhalt. Das Opferfeuer war stark, wenn es dem Opfernden seine Wünsche gewährte. Das Feuer des menschlichen Leibes und damit der menschlichen Gemeinschaft ist stark, wenn es den Menschen rundum gesunden läßt.

Suśruta sagt am Anfang seiner Geschichte des Āyurveda: Alles Wissen, was wir von den Göttern bekommen haben, bezeichnen wir als Āyurveda und dabei ist das Śalya-Tantra (Lehre vom Pfeil) überhaupt der Kern des gesamten Āyurveda. Er schreibt weiter: Damals, als der Opfergott Yajña für den Zusammenhalt des Himmels ein Opfer darbringen wollte, hat er alles schön dafür vorbereitet. Aber dann kam Rudra, der Gott der Krankheit, des Krieges und der Not, und schlug Yajña einfach den Kopf ab. Rūdra, der das Wehklagen mit sich bringt, schlug also Yajña den Kopf ab, und die andern Götter im Himmel wußten nicht, was sie tun sollten. Da wurde von außerhalb des Himmels Hilfe geholt: Zwei Handwerker, Zwillinge aus der Schuhmacherkaste, nähten Yajña den Kopf wieder an. Zum Lohn dafür wurden sie in den Himmel aufgenommen und galten als die ersten Ärzte.

Suśruta sagt damit an die Adresse der Internisten: Also, was wäre ohne Śalya-Tantra euer ganzes Opfergeschehen? Aber es ist nicht so, wie es sich vielleicht anhört, daß schon im Altertum die Chirurgie den Vorrang gegen die innere Medizin behauptete.

Moderne Soziologen machen uns darauf aufmerksam, daß wir im Umgang mit Begriffen aus jener Zeit den konkreten Zusammenhang, der sie prägte, im Auge behalten sollen. Feuer, Wasser, Erde und auch Raum und Zeit bedeuteten für die Menschen damals etwas ganz anderes als für uns.[7] Wir sind gewohnt, diese Begriffe mit einer Fülle von Abstraktionen auszustatten – Feuer z.B. als Interaktion von Sauerstoff mit brennbaren anderen Substanzen, Wasser als chemische Verbindung von Wasserstoff und Sauerstoff usw. Für die Menschen des vedischen Zeitalters aber waren diese Elemente Wesen mit Eigenschaften. Sie sprachen sogar mit ihnen wie mit mächtigen Göttern und beschrieben die Empfindungen, die sie in ihrer Gegenwart hatten. Dadurch wird es auch verständlich, daß die Schmerzen der Tiere und sogar der Menschen, die geopfert wurden, im Ritual Erwähnung fanden und konkret von den Zuschauern und Mitopfernden mitgefühlt wurden. So entstand im Laufe von Jahrhunderten die Idee des Zusammenhalts als greifbare, hörbare, fühlbare Befriedigung der Mächte des Kosmos. Man sagte sogar, daß diese «kosmischen Mächte satt gemacht» worden wären und daß sie deswegen dem Opfernden alles gewähren würden, was zu seinem Wohlbefinden und Glück beitragen könnte.

Später setzte sich die Erkenntnis durch, daß Brandopfer dieser Art den Wohlstand und das Wohlbefinden nicht gewähren können: Rūdra, den Gott der Krankheit, des Krieges und der Not interessiere nur der menschliche Schmerz. Erst wenn er den Lebensfluß durch seinen Pfeil angebohrt und die Lebenszeit aus der Wunde ausgesaugt habe, sei er zufrieden.

Die Theoretiker des Āyurveda und vor allem Caraka und Suśruta sahen sich mit diesen Auffassungen von der Entstehung der Krankheit konfrontiert. Nach der Meinung der Opferpriester war Krankheit das Ergebnis eines Versäumnisses im Umgang mit den Elementen des Kosmos, nach der Meinung der Anhänger des Rudra war ihr Ursprung in der Unvorsichtigkeit im Umgang mit dem Gott des Schmerzes zu suchen. Während die eine Richtung Krankheit durch Darbringung von Brandopfern zu bannen versuchte, zermarterte die andere Seite den eigenen Leib, um den Gott des Schmerzes zum Erbarmen zu bewegen.

Beide Richtungen wurden in Āyurveda aufgenommen, und zwar durch die geniale Lösung, daß der menschliche Leib selber zum Opferaltar erklärt wurde, seine Nahrung zum Opfermahl und seine Schmerzen zum Opfer an den Gott Rūdra. Es sind diese beiden Richtungen der vedischen Überlieferung, die zwei verschiedene Schulen der späteren āyurvedischen Tradition geprägt haben:

– Bei der *Internisten-Schule,* welche auf *Caraka* zurückgeht, liegt die Betonung auf der richtigen Ernährung und dem Sich-richtig-Verhalten in der menschlichen Gemeinschaft, der Familie und der Freunde.

– bei der *Chirurgen-Schule,* welche auf *Suśruta* zurückgeht, liegt die Betonung auf Wachsamkeit im Umgang mit Feinden, auf der Kenntnis jener verwundbaren Stellen des eigenen Leibes *(Marmas)* und ihrer Warnsignale.

Das Wort Zusammenhalt bekam eine Reihe von Bedeutungen, aber die Störung des Zusammenhalts wurde nach wie vor in lediglich drei Anteilen gesucht:

– *Śarīra (Körper)* – durch die Verselbständigung einzelner Rhythmen kann der individuelle Zusammenhalt des Menschen auseinanderbrechen.

– im *Sattva (Lebensfluß)* – eine Lebensgemeinschaft kann durch eine negative Grundeinstellung die Lieblosigkeit und damit die Unlust am Leben hervorrufen. Die Risikofreudigkeit und die Bereitschaft, in der Liebe etwas zu wagen, geht verloren. In einer solchen Lebensgemeinschaft ermangelt es an Sattva (Lebensfluß).

– in den *Indriyas (Felder der Sinneserfahrung)* – hier können einzelne Funktionen der Kommunikation zwischen den innerkörperlichen Rhythmen und den Rhythmen der Umwelt gestört sein. Es kommt zum Gefühl der Bedrohung durch die Elemente der Umwelt.

Geschichte, Lebensperspektive und Horizonte der menschlichen Existenz

Mancher deutsche Philosoph warf der indischen Philosophie Mangel an Sinn für Geschichte vor.[14] Es fällt in der Tat auf, daß Geschichtsschreibung im Sinne der treuen Wiedergabe von Ereignissen, in welcher sie geschehen, nicht immer dem indischen Denken zu entsprechen scheint. Die Fähigkeit, sich eine korrekte Abfolge von Ereignissen zu merken und darüber zu berichten, ist, wie wir anhand von Untersuchungen von Vorschulkindern unseres Kulturkreises heute wissen, eine Errungenschaft des Kindes, die sich erst am Ende des Vorschulalters voll zeigt.[15] Davor scheint das Vertauschen von Vorher und Nachher dem Kinde keine besonderen Schwierigkeiten zu machen.

Kulturen, welche sich das «Kindliche» des Erlebens von Zeit bis ins hohe Lebensalter erhalten, haben offensichtlich einen anderen Wahrheitsbegriff innerhalb einer Zeitstruktur; sie halten es nicht für sehr wichtig, was genau vorher und nachher ist. Solche Kulturen sind in der Welt der Märchen und der Mythen zuhause. Hier ist alles vertauschbar.

Lebensperspektive

Perspektivisch malen oder handeln ist auch die Folge der linearen Geschichtlichkeit. Man erlebt sich im Fluß der Zeit von der Vergangenheit bis in die Zukunft. Bleibt jedoch die Fähigkeit zu phantasieren erhalten, so verbleibt uns das flexible Probehandeln als Möglichkeit, die eingeschlagene Richtung der Ereignisse zu verändern.

Den eigenen Standort und die eigene Lebensperspektive finden, heißt die Dynamik des verschiebbaren Zusammenhalts (Āyus) verstehen. Es bedeutet in einem bewegten System Ruhe finden, wie z.B. in einer fahrenden Autokolonne störungsfrei den gleichmäßigen Fluß zu erleben.

Wo das «Kindliche» als Kreative im Mythischen kultiviert wird, lernt der Erwachsene, Geschichte assoziativ zu schreiben. Es interessiert ihn weniger, wie Könige kommen und gehen und wie sein eigenes Leben fortschreitet. Aber er erlebt die Wiederkehr der Abläufe von Jahr zu Jahr mit größerer Dichte der Ereignisse, die sich aufeinander lagern. Das diesjährige Ereignis kann im Bewußtsein des Erlebenden blasser oder kräftiger gefärbt sein als das vorjährige. Aber die beiden Ereignisse werden nicht im Sinne eines Kontrasts, Vergleichs oder einer Bilanz nebeneinander oder hintereinander betrachtet. Vielmehr werden sie ineinander geschaltet und ziehen den Erle benden in das ewige Jetzt ihrer Zeit hinein. Am Beispiel des Unterschieds zwischen Bildern, welche perspektivisch gemalt sind, und der Tantra-Kunst, kann man diese unterschiedliche Auffassung der Struktur der Zeit verdeutlichen. Im Falle der perspektivischen Malerei ist der Standort des Betrachters wichtig. Er macht, wie in der Abbildung 1 dargestellt, die Form des Gegenstandes deutlich, er legt den Horizont und die Fluchtlinien klar.

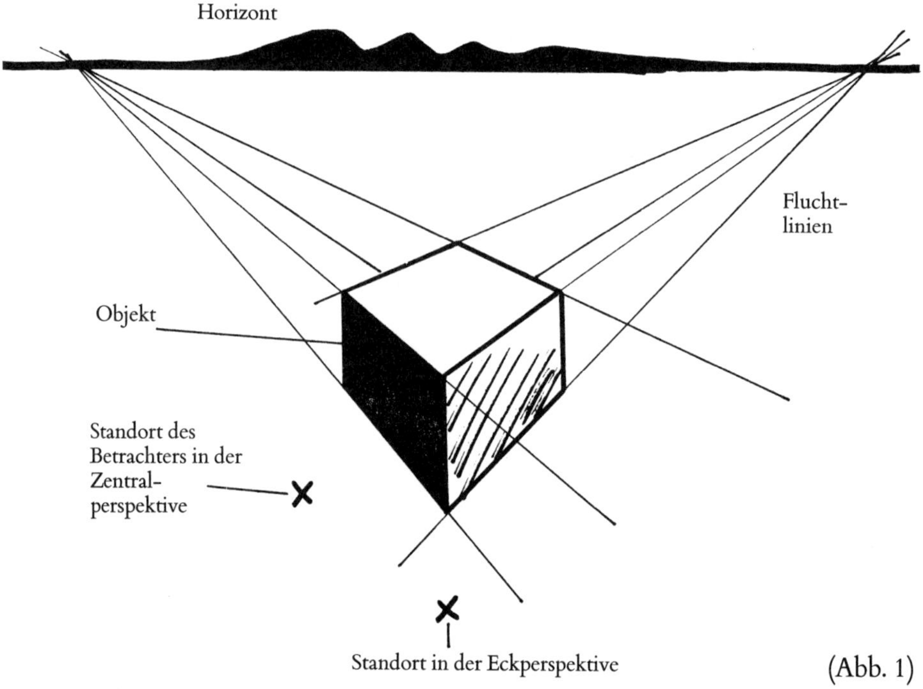

(Abb. 1)

Im Falle der Tantra-Malerei dagegen soll jeder Aspekt des Gegenstandes, die vordere und die hintere Seite, die obere und die untere Seite, gleichzeitig gesehen werden. Der Gegenstand soll mit anderen Worten «wie mit den Augen Gottes» gesehen werden; in seiner Ganzheit und nicht in seinen auseinanderfallenden Teilen (Abb. 2).

Die in der Tantra-Kunst dargestellten Gegenstände sind farblich so gestaltet, daß das längere Anschauen den Betrachter mit optischen Effekten derart konfrontiert, daß er nicht mehr weiß, was an diesem Gegenstand vorne und was hinten ist. Liegt der Mittelpunkt des in Abbildung gezeichneten Mandalas in der Tiefe oder an der Spitze des von oben betrachteten Gegenstandes? Je mehr man aus diesem wie ähnlichen Tantra-Bildern an Perspektive zu gewinnen versucht, desto mehr merkt man, wie alles vor den Augen zu verschwimmen beginnt und daß man dieses ständige Schalten von einer bestimmten Sicht des Gemalten zu einer andern nur verkraftet, indem man aufgibt, das Bild verstehen zu wollen. In dem Augenblick, in dem man dies tut, verfällt man in einen traumähnlichen oder sogar tranceähnlichen Zustand.

In der modernen Psychologie weiß man solche optischen Effekte und ihre Bedeutung für das Bewußtsein von Zeit sehr einfach und doch sehr eindrucksvoll darzustellen. Das einfache Schalten von der Vorstellung einer Maus zu jener vom hochnäsigen Professor in Abbildung benützt man, um zu zeigen, daß derselbe Gegenstand je nach der Beziehung, die wir zu ihm haben, uns verschieden erscheinen kann.[17] (Abb. 3)

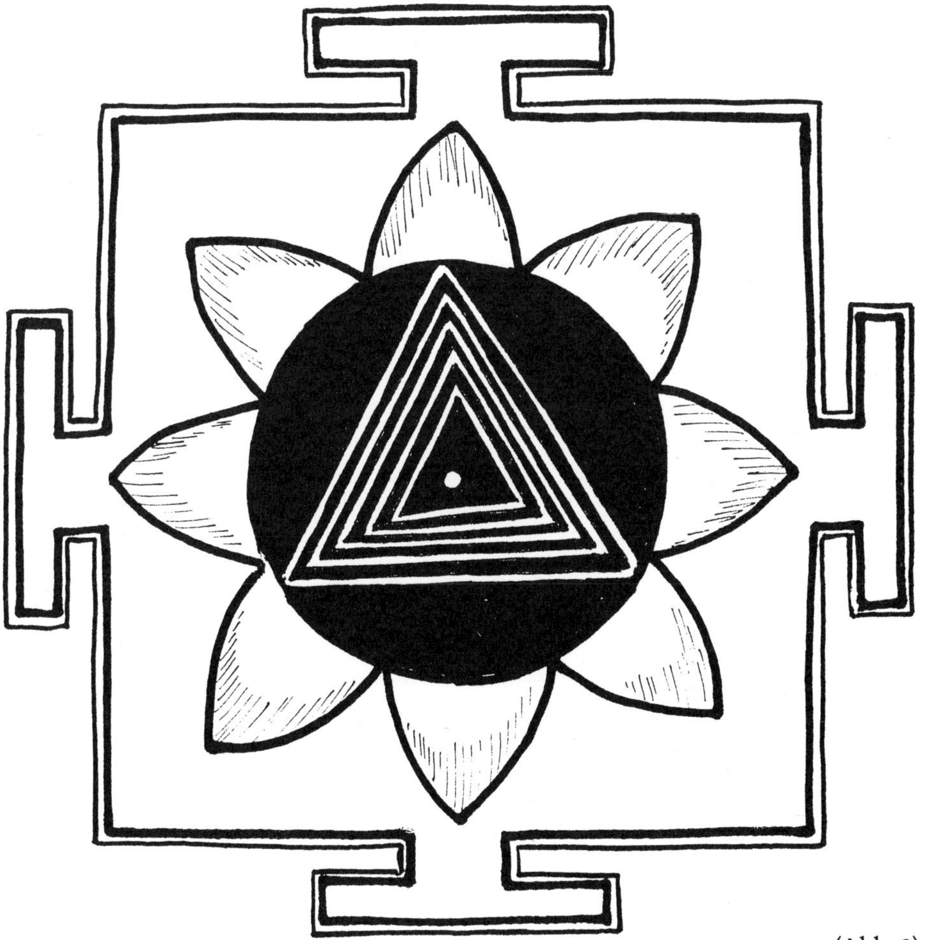

(Abb. 2)

Geschichte, Lebensperspektive und Horizonte des Erlebens sind demnach von unserer jeweiligen Sicht der Dinge abhängig, und diese Sicht wiederum ist abhängig von unserer Beziehung zur Umwelt. Das Sich-neu-Orten, um vom neuen Standort aus einen Gegenstand anders zu betrachten und aus ihm andere Aspekte hervorzuheben, bedeutet daher, bewußtseinsmäßig flexibel schalten zu lernen. Überall dort, wo uns diese Flexibilität verloren geht, entsteht eine existentielle Behinderung in unserer Lebensperspektive. Wir sehen nicht mehr perspektivisch, eben weil wir nur einen Standort einnehmen können. Wir sind fixiert, und daher stehen wir unter dem von der einseitigen Beziehung zum Gegenstand hervorgehenden Zwang zur einseitigen Wahrnehmung und Handlung.

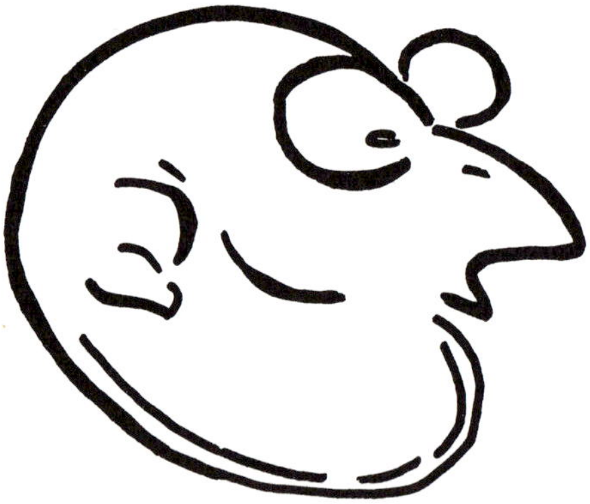

(Abb. 3)

In der mit Āyurveda sehr eng verbundenen Yoga-Philosophie wird beschrieben, was dem Betrachter solcher tantrischen Gegenstände blüht, wenn er sich in einer Fixierung seines Erlebnishorizonts und seiner Lebensperspektive befindet. Solche zur Meditation und zur Beschäftigung mit der eigenen inneren Zeitstruktur anregenden Bilder bringen ihn bei längerer Betrachtung in einen Zustand der Verunsicherung.

Schon Patañjali hatte in vorchristlicher Zeit fünf Blockaden des Erlebens geschildert, die den Betrachter befallen:

Die erste Blockierung
Avidyā:
Die Unfähigkeit, in einen kreativen tranceähnlichen, meditativen Wachzustand zu gleiten. Zen-Mönche wie Yogis demonstrieren diese Fähigkeit (Vidyā), wenn sie sich in den Ableitungen des EEG ihres Gehirns feststellen läßt, daß sie trotz starker Weckreize (Stockhiebe, Nadel- und Messerstiche) dennoch keine Veränderungen der Alpha- und Theta-Dominanz in den «Gehirn-Wellen» zeigen. Diese bleiben auch unbeeinflußt, wenn die Probanden ihre Augen öffnen. Avidyā ist die Unfähigkeit, diese Zustände trotz Training zu erreichen.

Die zweite Blockierung
Asmitā
Der Verlust der Fähigkeit, eine normale Wir-Funktion in der Kommunikation mit anderen Menschen zu erleben. Es ist der Verlust an Sattva, der sich als Konflikt herausstellt: Man gibt, um zu bekommen, und wenn man etwas vom anderen als Geschenk erlebt, so wird man argwöhnisch. Dieser konfliktträchtige Zustand des Verhaltens wird mit dem Prinzip Rajas erklärt. In der äußersten Versachlichung des Konflikts spricht man von Tamas. Der Argwöhnende mauert sich dabei gänzlich ein und glaubt, nichts mehr von anderen erwarten oder erfahren zu können. Ichbezogenheit, Egoismus

---

Die dritte Blockierung
Dvesá
ist die Zwietracht, die sich innerkörperlich in älteren und jüngeren Anteilen unseres Nervensystems niederschlägt. Es ist der Konflikt zwischen aktiven Zeitgebern und passiven Zeitnehmern der menschlichen Zeit, der sich als Zwiespalt im Funktionieren des menschlichen Körpers bemerkbar macht. (Siehe hierzu die Marma-Lehre in Kap. 5)

Die vierte Blockierung
Rāga
Die Wallung des Blutes. Dies bedeutet das Auseinanderfallen existentiell wichtiger Hormonabläufe, welche die Aktivität des Körpers und seine Temperatur regulieren.
Eine solche Wallung erzeugt innere Desynchronisierung und als Konsequenz davon Schlafstörungen und eine Reihe von anderen Beschwerden.

Die fünfte Blockierung
Abhinivesā
Das Ringen nach dem Leben. In Augenblicken der sozialen Verunsicherung spürt jeder Mensch dieses Ringen um sein Leben unterschiedlich. Der eine ringt nach Luft und hat das Gefühl, daß er erstickt, der andere sehnt sich nach Wasser und glaubt, daß er austrocknet, der Dritte versteift und beschreibt sein Gefühl, wie wenn er von «Bergen von Arbeit» zugeschüttet wäre. Wieder ein anderer verliert den Boden unter den Füßen und glaubt, er falle durch die Luft, und ein fünfter verliert den Bezug zum Konkreten und glaubt, er löse sich im Raum auf. Die Natur oder Prakṛti des Menschen ergibt die Art, wie soziale Verunsicherungen den Körper angreifen.

Bei der Diagnose von Krankheiten in Āyurveda gilt es, die genauen Ursachen für das Auseinanderfallen des individuellen wie sozialen Zusammenhalts (Āyus) zu ermitteln, damit man die richtigen Maßnahmen für seine Wiederherstellung ergreifen kann.

Wirkungsweisen auf das menschliche Lebensfeuer

Klassifizierung von Substanzen nach ihrer Wirkung

Soma – Wirkung auf den Schlaf- und Nachtzustand		Agni – Wirkung auf den Wach- und Tagzustand	
1. guru	– schwer, erschwerend	1. laghu	– leicht, erleichternd
2. śīta	– kühlend, kalt	2. uṣṇa	– heiß, erhitzend, erwärmend
3. snigdha	– ölig, viskös, klebrig	3. rūkṣa	– trocken, rauh, Reibung ermöglichend
4. manda	– langsam, träge, schlapp	4. tīkṣṇa	– scharf, pieksend, stechend, auch brennend, beißend, ätzend
5. sthīra	– stabil, standfest, nicht schwankend, standortgebend	5. sara	– fließend, flüssig, schwankend, den Standort ständig verändernd
6. kaṭhina	– hart	6. mṛdu	– weich, Bewegung angenehm machend (bei Körpersäften etc.)
7. pichchila	– schleimig, balsamig, auch trüb	7. viśada	– klar
8. ślakṣṇa	– weich, Reibung angenehm machend	8. khara	– rauh, Reibung unangenehm machend, u.a. im Geschmack
9. sthūla	– grob, grobschlächtig	9. sūkṣma	– subtil, fein
10. sandra	– halbfest	10. drava	– flüssig, wässrig

Āyurveda und Arzneimittel

Es mutet manchmal befremdend an, wenn man Āyurvedisten die Entstehungsgeschichte einer Krankheit und die «von den Göttern bestimmten Pflanzen» zu ihrer Heilung beschreiben hört. Diese Art der Beschreibung von Krankheiten und der Arzneimittel in Āyurveda ist nur durch einen Rückgriff auf das vedische Feuer-Opfer verständlich.

Substanzen, ob mineralischen, pflanzlichen oder tierischen Ursprungs, werden darin nicht nach dem Prinzip von Ursache und Wirkung definiert, nicht nach den ihnen kontingent oder zufällig anhaftenden Eigenschaften, die man üblicherweise Akzidenzien nennt, sondern nach ihrer «Kraft», ihrer Fähigkeit, Assoziationen im Betrachter auszulösen, Stimmungen zu erzeugen und psycho-physiologische Funktionen zu beeinflussen. Von diesem Aspekt her ist das Wort für «Substanz» zu interpretieren.

Das Wort für «Substanz» heißt *«Dravya»,* und es ist das gleiche Wort, das auch für «Medikament» verwendet wird. Diese spezifische Art, Materialien der Umwelt zu definieren, geht auf den Opfervorgang zurück. Dort waren es «Substanzen», die erst nach der Bearbeitung durch das Opferfeuer ihre «psycho-physischen Eigenschaften» zur Vermehrung des Wohls des Opfernden zeigten. Die Internisten-Schule machte sich daran, diese Eigenschaften analog zum Opfergeschehen zu beschreiben.

Sie gingen so vor, daß die fünf Opferfeuer der großen Agnihotram-Zeremonie (Feuerzeremonie der Vedischen Zeit) in «fünf Feuer» des menschlichen Wesens verwandelt wurden, ebenso wurden für die Elemente Wasser, Erde, Raum und Luft jeweils fünf verschiedene Erscheinungsformen im Körper gefunden. Dieses System hat sich bis heute erhalten.

Aus der Feuerzeremonie *(Agni-hotṛam)* ist die Lebens-Feuer-Zeremonie *(Prāṇāgnihotṛam, Prāṇa=Leben)* entstanden und aus dieser Lebens-Feuer-Zeremonie die Beschreibung der *«Kraft einer Substanz».* Aus diesem Zusammenhang wird klar, warum diese Kraft der Substanzen (vīrya) entweder als «uṣṇa» (erhitzend, das «Bauchfeuer» entfachend) oder «śīta» (kühlend, das «Bauchfeuer» dämpfend) bezeichnet wird.

Die Tabelle auf Seite 33 gibt die Liste von zehn solcher Gegensatzpaare von Eigenschaften an. Diese werden jeweils nach ihrer Wirkung auf das im Menschen Tag und Nacht brennende «Lebensfeuer» als «saumya» oder kühlend und «agneya» oder feuerentfachend bezeichnet.[17]

Die Opfer-Feuer-Zeremonie wurde zu verschiedenen Zeiten des Tages und der Nacht abgehalten. Sie war eine Weiterentwicklung der Anbetung der Sonne, und von daher drang in die Lebens-Feuer-Opfer-Zeremonie Schritt für Schritt ein Bewußtsein für rhythmische Einstimmung, für Synchronisierung von Lebensvorgängen mit kosmischen Vorgängen ein. Das «dravya» oder die Substanz wurde dabei in einer Schlüsselstellung zwischen Mensch und Welt angesehen.

Im Einklang mit seiner Betonung auf die Bedeutung des Opfers Yajña für das Wohl der Menschheit beschreibt Caraka in seiner Abhandlung vom Körper des Menschen in philosophischen Überlegungen das sich in den Sinnesfunktionen des Leibes manifestierende Bewußtsein. Für Caraka stellt sich das Leben eines Individuums als Zusammenspiel verschiedener Prinzipien dar. Seine Autoritäten (Atreya z.B.) antworten immer, wenn sie gefragt werden, ob das Leben des Kindes von Vater und Mutter hervorgerufen wird: Leben erscheint, wenn alle Prinzipien zusammenarbeiten, und kein einzelnes Prinzip kann allein als Ursache des Lebens gesehen werden, sondern alle zusammen.

Hierin liegt eine schöne philosophisch-medizinische Reflexion des Opfergedankens: Das Opfer wirkt – aber nur dann –, wenn alles stimmt.

In Zeiten von Naturkatastrophen, Kriegen oder sozialen Unruhen sah man den Zusammenhalt der menschlichen Gemeinschaft und des Lebendigen schlechthin gefährdet. Davon ausgehend wurde der Verlust des Zusammenhalts im Körper als Zeichen der Krankheit gedeutet, und die Wiederherstellung wurde zur obersten Pflicht des āyurvedischen Arztes (Vaidya). Es ist daher verständlich, dass die āyurvedischen Arzneimittel immer im Hinblick auf den Gesamtzusammenhang hergestellt wurden. So werden keine Extrakte im modernen Sinn verwendet, sondern «Substanzen» die beim Kranken tragfähige Assoziationsketten hervorrufen. Āyurvedische Arzneimittel sind regelrechte Gerichte, die ähnlich den Opfermahlen befähigt sein sollen, die Elementargewalten der Natur miteinander zu versöhnen. Sie sollen Luft und Wasser, Feuer, Erde und Raum dazu bewegen, sich miteinander zu versöhnen und wieder ins Gleichgewicht zu kommen. Dies ist das Grundkonzept der Internisten-Schule.

Das interessanteste Phänomen ist jedoch die Beschreibung der Umwelt, des Gleichgewichts der Elemente des Menschen, anhand von Wohl- oder Unwohlsein, die aus dieser Schule stammt: Die Definition von Krankheiten, die aus Luft, Feuer und Wasser entstehen, zeigt, wie diese Elemente anhand von Körpermerkmalen gesehen wurden.

Die Chirurgen-Schule verwarf diese Idee keineswegs. Trotz aller Kritik, welche Suśruta an der Opfer-Praxis der Internisten übte, war die Idee des psycho-sozialen und individuell-körperlichen Zusammenhalts auch in seinem Denken so verankert, daß er fest davon überzeugt zu sein schien, daß er durch die Beseitigung der Störungen den Zusammenhalt wiederherstellen konnte.

In seiner Darstellung von «Marmas» (vitalen Stellen) kommt Suśruta auf den für ihn wesentlichen Punkt bei der Betrachtung des Zusammenhalts zu sprechen. Die Verletzung der Marmas des menschlichen Körpers durch den Chirurgen ist vergleichbar mit einem «unverzeihlichen Fehler» während einer Opferhandlung. Die Marmas sind nämlich jene Stellen, aus welchen man erfahren kann, ob der Zusammenhalt des Körpers wiederhergestellt werden kann oder nicht.

Diese Stellen sind wiederum in «feurige» (agneya), «wässrige» (saumya) und «gemischte» (Agneya und Saumya) eingeteilt.

Laut Suśruta gibt es fünf Arten von Marmas, die anzeigen, auf welche Weise der Zusammenhalt im menschlichen Dasein verlorengeht:

1. Durch akute oder sofortige (sadya) Bedrohung des Wachbewußtseins (prāṇahara): Sie haben die Eigenschaft des Feuers (agneya).

Ihre Bedrohung bezieht sich auf «Verwandlungsinstanzen» im Menschen, vornehmlich des Stoffwechsels. Es ist die Bedrohung der Existenz des Menschen schlechthin, die damit gemeint ist.

2. Durch eine Bedrohung, welche eine Kursänderung oder Verformung (vaikalyakara) anzeigt.

Hier zielt die Bedrohung auf den Schlafzustand und das Bewußtsein des Menschen während der Nacht. Diese Bedrohung hat die «Natur des Mondes» (saumya) und wirkt längerfristig.

3. Bedrohungen, die sowohl die assoziativen Ketten des Tages- wie des Nachtbewußtseins treffen, werden nach der «Mitte der Zeit» (kālāṇtara) genannt, in der sie erscheinen.

Sie haben sowohl die Natur des Feuers als auch des Mondes.

4. Bedrohungen, die ähnlich wie Pfeile (viśalyagna) im lebendigen Individuum Eingang gefunden haben. Ihre Entfernung würde aber den Tod bedeuten. Diese zeigen eine Bedrohung durch die Luft (vāyu) an.

5. Bedrohungen, die Schmerzen (Rujakara) verursachen, weil sie die Eigenschaften von Feuer (agneya) und Wind (vāyaviya) haben.

Wie āyurvedische chirurgische Eingriffe vorgenommen und Arzneimittel hergestellt werden, können wir daher besser verstehen, wenn wir diese Zusammenhänge im Auge behalten. Während die moderne wissenschaftliche Forschung die Lehre von den Marmas völlig ignoriert, widmet sich heute doch eine Reihe renommierter Arzneimittelfirmen der Untersuchung āyurvedischer Präparate und ihrer «eigentlichen» Wirkstoffe.

Die Analysen āyurvedischer Präparate, die mit modernen Methoden biochemischer Forschung ausgeführt werden, übersehen oft das Prinzip der Zusammensetzung dieser Arzneimittel. Dementsprechend wird oft erklärt, daß manche Präparate nach modernen Kriterien überhaupt nicht wirken und daher nicht als Arzneimittel bezeichnet werden können. Andererseits findet man in manchen Präparaten sehr toxische Substanzen, wie z.B. Quecksilber, die nach heutigen Erkenntnissen nicht so «unkontrolliert» verwendet werden dürften. Ohne uns in diese Diskussion zwischen der modernen Pharmakologie und Āyurveda einzumischen, wollen wir in den folgenden Kapiteln Aspekte der āyurvedischen Sicht für eine moderne Sozialmedizin und eine Gesundheitsbildung aufzeigen, in welcher der Akzent auf der Veränderung des Verhaltens besteht.

Rekapitulation I

1. Āyurveda ist eine traditionelle indische Heilkunst, in welcher die Sinnfrage des Lebens für den Kranken die zentrale Rolle spielt.

2. Das Wort Āyus heißt Zusammenhalt. Der Zusammenhalt der innerkörperlichen Abläufe des Menschen wird durch den sozialen Zusammenhalt der Gemeinschaft und der Umwelt ermöglicht. Umgekehrt hat auch sein Wohlbefinden eine Wirkung auf die Umwelt.

3. Sattva – der Lebensfluß, Śarîra – der Körper und die Indriyas – die Felder der Sinneserfahrung gestalten gemeinsam das, was wir Lebensperspektive, Existenzhorizont, individuelle und soziale Geschichte bezeichnen.

4. Störungen im Zusammenhalt ergeben Krankheit. Sie sind in der Ursache auf fünf Prinzipien zurückzuführen:
- Avidyā – Nicht-Sehen-Können.
- Asmitā – Ich-Bezogenheit
- Dveśa – Zwietracht
- Abhiniveśā – Drang nach dem Leben
- Rāga – Wallung des Blutes

5. Das Wort für Arzneimittel «Dravya» bezeichnet ein Wesen, das befähigt ist, den Kreislauf der Elemente im Körper «im Fluß» zu halten. Da dieser Fluß durch gesellschaftliche oder zwischenmenschliche Faktoren gestört werden kann, meinen die Āyurvedisten, daß dieser Punkt in der Entstehung der Arzneimittel berücksichtigt (und dort schon geheilt) werden soll. Dieser Aspekt der Arzneimittel-Produktion kann weitreichende Bedeutung für das moderne Gesundheitswesen haben.

Fussnoten zu Kapitel 1

[1] Vgl. dazu M. Edwardes: Illustrierte Geschichte Indiens von der Frühzeit bis zur Gegenwart, München. Zürich 1961, S. 297

[2] Vgl. den Beitrag von J. Laping in: Ancient Science of Life, Vol. V. No. 1, July 1985, S. 21 ff. unter dem Titel: «The Progressive Potential of Āyurveda and its possible contribution to Health care today.»

[3] Dass Firmen wie Hoechst und Bayer Leverkusen sich für indische Pflanzen interessieren und Āyurvedisten befragen, um an die nötige Information zu kommen, ist bekannt. (Ersthandberichte von Angestellten.)

[4] Seit 1979 investiert die Transzendentale Meditation erhebliche Summen in die Verbreitung von Āyurveda in ihren Meditationszentren. (Ersthandberichte von Vaidyas über ihre Tourneen durch die westlichen Staaten, die von Maharishi finanziert wurden).

[5] Vgl. den Bericht von H.T.P. Ammon: Die traditionelle Medizin in Indien - Āyurveda, in: Prāṇa 1981, München 1980, S. 137 ff.

[6] Vgl. dazu WHO-Beitrag von J. Laping unter Anm.1.

[7] Eine leicht handliche Übersetzung der Caraka Samhitā mit Urtext ist die von R.K. Sharma und Bhagwan Dash in der Chowkhamba Sanskrit Series, Varanasi 1977.

[8] Vgl. dazu M. Winternitz: Die Geschichte der indischen Literatur - Bd. 1, Prag 1926, in englischer Sprache übersetzt. Delhi 1977/2.

[9] Vgl. dazu: Bose A.N.: Social and Rural Economy of Northern India, 600 B.C. - 200 A.D. Calcutta 1961 und M. Harris: Kannibalen und Könige, Frankfurt a.M. 1978, S. 197-214.

[10] Besonders in den Hymnen des Atharvaveda über die Zeit: XIX, 53-55.

[11] Einleitung zur Suśruta-Samhitā, Sūtra Sthānam I.14. Vgl. dazu auch O.P. Jaggi: Indian System of Medicine, Delhi-Jaipur-Chandigarh - Lucknow 1973.

[12] Vgl. dazu N. Elias: Über die Zeit. Arbeiten zur Wissenssoziologie II, hrsg. von M. Schröter, Frankfurt a.M. 1985/2

[13] Vgl. dazu die Chāndogya-Upaniṣad in der Übersetzung von P. Deussen: Sechzig Upaniṣads des Veda, Darmstadt 1963 4, S. 61-202.

[14] Vgl. dazu H. v. Glasenapp: Das Indienbild deutscher Denker. Stuttgart 1960.

[15] U. Cornehls: «Untersuchungen über die ersten Kindheitserinnerungen und die Abhängigkeit ihrer Konstanz vom Lebensalter.» Medizinische Dissertationsschrift. Universität Marburg 1957. Vgl. auch dazu O.J. Grusser: Zeit und Gehirn. In: Die Zeit - Schriften der Carl-Friedrich von Siemens Stiftung. Hrsg. von A. Peisl und A. Mohler, Bd. 6, München - Wien 1983, S. 79-83

[16] E. Pöppel: Grenzen des Bewusstseins. Über Wirklichkeit und Welterfahrung. Stutgart 1985, S. 51-64

[17] Ebenda

[18] Vgl. dazu die Wurzeln des Yoga — die klassischen Lehrsprüche des Patañjali, die Grundlagen aller Yoga-Systeme, mit einem Kommentar von P.Y. Deshpande, Bern-München-Wien, 1976, S. 83-115

[19] Vgl. B.P. Nanal: Die Grundlagen des Āyurveda, Schriften des Fördervereins für Yoga und Āyurveda, München 1981.

Kapitel 2

Die Prakṛti oder die Natur des Menschen

Die richtige Definition von Prakṛti

Der Begriff Prakṛti oder die Natur des Menschen hat in vielen Büchern moderner Autoren Anlaß zu falschen Vorstellungen geliefert. Man stellt sich die menschliche Natur wie ein Güte- oder Qualitätssiegel vor:

– Die *Kapha-Prakṛti* ist eine gute Veranlagung, weil der Mensch, der eine solche besitzt, geduldig, gelassen, regelmäßig, treu u. a. ist;

– die *Vata-Prakṛti* dagegen ist eine schlechte Veranlagung, weil der Mensch dann geschwätzig, flatterhaft, unstet in den menschlichen Beziehungen, unordentlich, hinterlistig usw. ist.

– die *Pitta-Prakṛti* ist eine aggressive Veranlagung, weil der Mensch dann ungeduldig, rechthaberisch und jähzornig ist.[1]

Manche sehr mechanistische Vorstellungen, die in den dreißiger Jahren unseres Jahrhunderts mit diesem Begriff verknüpft waren, meinten sogar, eine Art von «Menschen-Züchtung» vornehmen zu können, um eine besonders «intelligente und schöne Menschenrasse» hervorzubringen.[2]

Mit allen diesen irrigen Vorstellungen wollen wir hier endgültig aufräumen, indem wir eine angemessene Neudefinition des ursprünglichen Begriffs bringen. Bevor wir dies tun, wollen wir an unsere bisherigen Überlegungen anknüpfen.

Die erwähnte Art des Umgangs mit dem Prakṛti-Begriff leistet nämlich der «Stigmatisierung» des Menschen Vorschub. Das kann nicht die ursprüngliche Absicht der Āyurvedisten gewesen sein, die als Ärzte darauf bedacht waren, ihre Patienten von allen bedrückenden sozialen Stigmata zu befreien, um ihnen ihr seelisches und körperliches Gleichgewicht wiederzugeben.

Wenn wir unsere Definition von Āyus als Zusammenhalt vergegenwärtigen, so können wir uns vorstellen, daß die Natur dieses Zusammenhalts stärker gespannt oder *weniger* stark *gespannt* sein kann. Der Begriff der Prakṛti wurde geprägt, um diesen Spannungen einen angemessenen Ausdruck zu verleihen.[3]

Prakṛti

Das Wort Prakṛti bedeutet die individuelle Natur eines Menschen. Diese zeigt sich für andere in dessen Verhalten.

Jemand kommt ihnen gutmütig, feurig, leutselig oder träge und nachtragend vor. Der Versuch, Verhaltensmuster als die «Natur» von Individuen zu erkennen, ist ein Bemühen, das so alt zu sein scheint, wie die ältesten Berichte über menschliche Kulturen.

Menschliche Spannungen

Die Spannungen der äußeren Lebensumstände

Die Spannungen können aus dem Bereich des Lebensflusses *(Sattva)* herrühren. In diesem Falle sprechen die Āyurvedisten von Lebensumständen, die nicht sehr lebensbejahend sind. Sie nennen sie Doṣas oder Krankheitsfallen und zählen ihrer zwei: Rajas und Tamas. Unter Rajas ist die Dauer-Unentschiedenheit und die Dauer-Veränderung der menschlichen Gemeinschaft zu verstehen. Alle paar Minuten ändert man den eingeschlagenen Kurs, sodaß die einzelnen in einer solchen Gemeinschaft stark verunsichert werden. Mit Tamas will man den Zustand einer Gemeinschaft schildern, in welcher der Mensch an Lebensperspektive verliert. Er weiß, daß niemand ihn will und hat das Gefühl, daß das Leben sinnlos ist.

Das Kind einer Ehe, die eine Dauer-Unentschiedenheit *(Rajas)* als Nährboden für seine Entstehung darstellt, wächst schon im Mutterleib in einer Krankheitsfalle auf. Umgeben von Streit, Unentschlossenheit und Existenzbedrohung verkörpert der Mutterleib, in welchem das Kind wächst, den zerrissenen «sozialen Körper».

Schlimmer noch geht es jenem ungeborenen Kind, das von der Mutter und vom Vater von Anfang an abgelehnt wird. Ihm wird widerwillig das Leben geschenkt. Der soziale Körper, d. h. die Gemeinschaft jener lieblosen Menschen, behandelt es wie eine Sache. Es ist eben irgendwann da, weil man es nicht töten konnte oder durfte. Weil es da ist, muß es am Leben erhalten werden, aber niemandem liegt etwas daran. Dieser Zustand des Verlusts an Lebensperspektive *(Tamas)* versetzt das Kind von Anfang an in Spannung.

Die Spannungen in den innerkörperlichen Rhythmen (Śarīra)

Vorgeburtliche Störungen des individuellen Zusammenhalts *(Āyus)* müssen nicht das Ergebnis äußerer Einwirkungen sein. Sie können aus der fehlenden Koordination der Körperrhythmen selber entstehen. Solche Störungen nennt man heute endogen. Für viele der Störungen, die man früher als endogen bezeichnet hatte, hat man heute exogene oder von außen wirkende Ursachen gefunden. Dennoch ist grundsätzlich die Möglichkeit einer echten endogenen Desynchronisierung, in welcher einzelne Rhythmen des Körpers (wie der Schlaf-/Wach-Rhythmus und der Temperatur-Rhythmus) von Zeit zu Zeit auseinanderfallen, nicht von der Hand zu weisen. Würde man diese Möglichkeit leugnen, so würde man die Fähigkeit des Lebensprinzips in Frage stellen, selbständig neue Wege durch Umorganisation seiner selbst einzuschlagen. Die Spannungen zwischen den inneren Rhythmen werden allerdings durch die Notwendigkeit ihrer Koordinierung mit dem Takt der sozialen Umgebung verstärkt. Ein Mensch, der in einzelne sich verselbständigende Rhythmen zerfällt, tut sich z. B. schwer, wenn es darum geht, eine koordinierte und geschickte Leistung über längere Zeit am Arbeitsplatz zu erbringen.

Die Spannungen in der Koordination zwischen Außen und Innen

Das erste, was ein leidender Mensch merkt, ist seine Inkompetenz resp. Unfähigkeit, die von ihm selbst oder von anderen erwartete Leistung zu erbringen. Diese Inkompetenz kommt in den verschiedenen Feldern seiner Sinneserfahrung zum Vorschein. Er fühlt sich unter Spannung; er weiß schon, bevor er eine besondere Leistung von sich selber fordert, daß er diese Leistung nicht erbringen kann. Solche Spannungen können durch seine Unausgeglichenheit im Erlebnis der Umwelt gekennzeichnet sein. Jedes Sinnesorgan unseres Körpers hat ein gewisses Spektrum der Erfahrung. Übermäßig starkes Licht blendet die Augen, übermäßige Hitze zerstört die Haut, übermäßiger Lärm betäubt die Ohren, usw. Nicht jeder hat das gleiche Spektrum für dieselbe Erfahrung. Manche vertragen mehr Licht, mehr Wärme, mehr Lärm, mehr Salz und Schärfe im Geschmack als andere. Diese individuellen Unterschiede sieht Āyurveda als Ergebnis tieferliegender Spannungen in den Feldern ihrer Sinneserfahrungen *(Indriyas)* an, welche die Kommunikation zwischen der Innenwelt des Körpers und der Außenwelt darstellen.

Indriyas-Felder der Sinneserfahrung

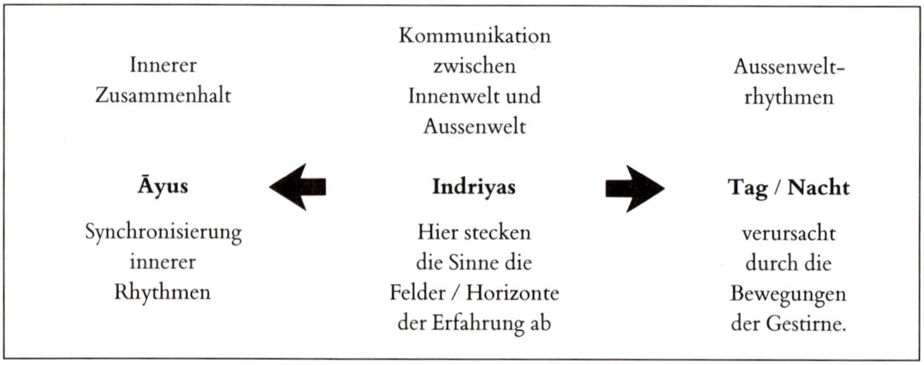
Innerer Zusammenhalt
Kommunikation zwischen Innenwelt und Aussenwelt
Aussenwelt-rhythmen
Āyus
Indriyas
Tag / Nacht
Synchronisierung innerer Rhythmen
Hier stecken die Sinne die Felder / Horizonte der Erfahrung ab
verursacht durch die Bewegungen der Gestirne.

Erklärung des gespannten Zusammenhalts (Āyus)

Außenweltveränderungen haben in der Form von Wechsel der Licht-/Dunkel-Verhältnisse rhythmischen Charakter. Vom 21.12. bis 21.6. werden die Tage in der nördlichen Hemisphäre des Erdballs länger, die Nächte kürzer, vom 21.6. bis zum 21.12. dagegen umgekehrt. Die Verinnerlichung dieses Vorgangs im sozialen Körper kommt nicht zuletzt in der Art, wie menschliche Gemeinschaften arbeiten und Feste feiern zum Vorschein. Die Arbeit und die Feste haben eine andere Prägung im Sommer als im Winter. Es sind diese Qualitäten der Arbeit, der Kleidung, der Feste, der

Eßgewohnheiten u. a., die Āyurveda in Rubriken einzuteilen versucht, um zu sehen, wie sie sich im Laufe der Jahreszeit verändern.[4]

Der gesunde, normale Zusammenhalt des Körpers ist gekennzeichnet durch das reibungslose, synchrone Mitlaufen mit den Veränderungen der Wetterverhältnisse zu den verschiedenen Jahreszeiten. Dies zeigt sich nicht zuletzt in einer geregelten Aufnahme der Umwelt, einschließlich der Einnahme von Nahrung, deren Verarbeitung und anschließenden geregelten Ausscheidung, auf. Urin, Schweiß und Kot wird besonders geachtet. Die Öffnungen des Körpers, vor allem die Harnwege, die Poren der Haut und der Enddarm, dürfen weder ein Gefühl von Schwere noch von Leichtigkeit

Tabelle 2.1.

Innerkörperliche Rhythmen		Qualitäten der Sinneserfahrung		Außenverhältnisse
stärkeres Licht in der Außenwelt bedeutet eine Zunahme der «Nachtverhältnisse» und umgekehrt	Tag Wachen ↓	laghu uṣṇa rukṣa tikṣṇa sara mṛdu viśada khara sukṣma drava	– leicht, erleichternd – heiß, erhitzend, erwärmend – trocken, rauh, Reibung ermöglichend – scharf, pieksend, stechend, auch brennend, beißend, ätzend – fließend, flüssig, schwankend, den Standort ständig verändernd – weich, Bewegung angenehm machend (bei Körpersäften etc.) – klar – rauh, Reibung unangenehm machend vor allem im Geschmack – subtil, fein – flüssig, wässrig	mehr Licht mehr Wärme ↑
	Nacht Schlafen	guru sīta snigdha manda sthira kaṭhina pichchila slakṣṇa sthūla sandra	– schwer, erschwerend – kühlend, kalt – ölig, viskös, klebrig – langsam, träge, schlapp – stabil, standfest, nicht schwankend, standortgebend – hart – schleimig, balsamig, auch trüb – weich, Reibung angenehm machend – grob, grobschlächtig – halbfest	mehr Dunkelheit mehr Kälte

vermitteln. Beim Schweregefühl entsteht der Eindruck im leidenden Menschen, daß er bei kleinen Veränderungen seiner Umwelt (Arbeit, Licht, Wärme, usw.) mit starken Ausscheidungsraten antwortet: Schweiß, Urin und Kot. Beim Leichtigkeitsgefühl ist es genau umgekehrt: Er hat das Gefühl, daß ihm die Öffnungen austrocknen. Diese und ähnliche Beobachtungen am eigenen Körper haben die Āyurvedisten in Beziehung zu Veränderungen der Umwelt gesetzt und die Tätigkeit der Sinne wiederum in diesen Schwankungen der Tag-/Nacht-Verhältnisse des Körpers zu seiner Umwelt erhellt.

Die Prakṛti oder die Natur des Menschen zeigt sich als gespanntes oder gelöstes Verhältnis seiner gesamten Sinneserfahrung zu der sich ständig verändernden Umwelt. Den Grad der Spannung in seiner Prakṛti (Natur) kann ein Mensch anhand seiner Art, auf Umweltveränderungen zu reagieren, feststellen. Dies ist besonders auffallend in verunsichernden oder auch überraschenden Situationen.[5] Darauf werden wir gleich zu sprechen kommen, aber vorerst tabellarisch eine Erweiterung des Bildes von Āyus als Zusammenhalt betrachten, unter Einfügung der Beziehung innerkörperlicher Rhythmen zu Außenweltveränderungen.(Tab. 2.1.)

Unter normalen Umständen verändert sich das Gefühl im Körper entsprechend den Außenveränderungen so sanft, daß man die innerkörperlichen Veränderungen nicht merkt. Dort jedoch, wo die Prakṛti (Natur) eines Menschen unter Spannung steht, kann es zwei mögliche Reaktionen geben:

– Die innerkörperliche Regulation kann die Richtung der Aussenveränderung annehmen. Dort, wo sie ihr entgegenwirken sollte, verstärkt sie sie, wo sie Schwere z. B. erzeugen sollte, erzeugt sie zusätzliche Leichtigkeit und trocknet aus. Der Leidende fühlt sich im Sommer beim Anstieg der Wärme und der Lichtintensität von Durst und Trockenheit in der Kehle und in den Poren sowie von Verstopfung des Darmtraktes bedroht.

– Die innerkörperliche Regulation kann die entgegengesetzte Haltung zur Aussenveränderung annehmen und in dieser Richtung überreagieren. Wenn in der Außenwelt z. B. im Sommer die Lichtintensität und die Wärme steigen, erzeugen sie im Innern übermäßige Schwere und Kühle und verstopfen durch das Übermaß an Ausscheidungen die Ausscheidungskanäle. Vor allem werden der Darmtrakt und die Poren schwer. Es kommt zu Fieber und Erkältungskrankheiten.

Man kann sich weitere Kombinationen der Verstärkung der Außenweltveränderungen ausmalen, wie die Überreaktion in entgegengesetzter Richtung, z. B. im Winter, bei Regen, Schnee, beim Übergang von Nacht zu Tag usw. In der Pathologie geht Āyurveda bei der Spezialdiagnostik minuziös auf alle solche Störungen ein. In der Prakṛti-Analyse jedoch stellt man die groben Linien seines Erlebens fest, um die latente Spannung, die man in sich trägt, selbst zu erkennen und um seine dadurch angelegte Belastungsgrenze nicht durch Fehlverhalten zu überschreiten.

Der Lebensfluß (Sattva) in der menschlichen Gemeinschaft scheint meistens Rücksicht auf solche innerkörperlichen Spannungen zu nehmen: Periodisch verändert sich die Ernährung, man fastet zu gewissen Zeiten, feiert zu anderen Zeiten, zieht sich im Sommer und im Winter anders an, und der «soziale Körper» steuert durch Mode und Reklame kräftig mit. Wo solche Steuerungen des «sozialen Körpers» Rajas (Dauerunentschiedenheit z.B. im Konsumzwang, Arbeitssucht, Sensationslust usw.) verursacht oder gar Tamas (Mangel an Lebenslust z.B. in totaler Versachlichung und Funktionalisierung von Eßgewohnheiten und Mode), erzeugen sie zusätzliche Spannungen.

Eine gute Prakṛti-Analyse ist daher erst durch die Verunsicherung des einzelnen unter Wegfallen der sozialen Normen und Werte vorzunehmen. In Rajas (Unentschiedenheit) wirkt die menschliche Gemeinschaft gegen die natürlichen Tendenzen des einzelnen verstärkend bis zu einer Überreaktion in der Gegensteuerung. In Tamas (Mangel an Lebenslust) wirkt die menschliche Gemeinschaft mit der persönlichen Prakṛti in dieselbe krankmachende Richtung.

Persönlichkeit und Prakṛti

Bei Zivilisationskrankheiten, wie Herzinfarkt und Krebs, verleitet der hohe Prozentsatz eines jeweils bestimmten Patienten-Charaktertyps zu der Annahme, daß eine gewisse Beziehung zwischen Persönlichkeitstyp und der jeweils spezifischen Art der Erkrankung bestehen muß.

Der Persönlichkeitstyp A unter den Herzinfarktpatienten z.B. ist gekennzeichnet durch:

— ein auffallend intensives Bemühen, selbst gewählte, aber meist schlecht definierte Ziele zu erreichen;
— eine starke Neigung zu imponierendem Auftreten;
— ein ständiges Bedürfnis nach Anerkennung und Vorwärtskommen;
— ein unentwegtes Engagement in verschiedenen Funktionen mit ständigem Druck durch Termine;
— eine tief verankerte Gewohnheit, die Ausführung körperlicher und geistiger Tätigkeiten zu beschleunigen;
— eine außerordentliche körperliche Bereitschaft und geistige Aufmerksamkeit.[6]

Man weiß, daß nicht jede Person dieses Typs an Herzinfarkt erkranken muß. Dennoch scheinen solche, die diese Verhaltensweisen an den Tag legen, zu den Risikogruppen zu gehören.

Das Verhalten eines Menschen ist jedoch zumeist das Ergebnis der sozialen Umstände, in welchen er sich befindet, bzw. in welchen er aufgewachsen war. Den dadurch geprägten Charakter und die damit verbundene Persönlichkeit glaubt man heute durch Veränderung des Milieus, durch Psychotherapie, Gruppentherapie, Familien- und Verhaltenstherapie u.a. verändern zu können.[7]

Es klingt daher schockierend, wenn Āyurvedisten lapidar behaupten, daß die Prakṛti eines Menschen nicht veränderbar ist. Ersetzt man das Wort «Prakṛti» mit «Persönlichkeitstyp», so wird einem klar, warum diese Aussage vieler Āyurvedisten so gefährlich ist. Sie würde uns zu einer hoffnungslosen Annahme der bestehenden Umweltverhältnisse verdammen und jeden Gedanken an sozialen Fortschritt und Veränderung krankmachender Verhältnisse verbieten. Dem ist aber nicht so. Denn die Prakṛti allein ist nie die Ursache einer Krankheit. Genausowenig wie die Umwelt allein. Aber das Zusammenspiel beider kann zu Krankheit führen.

Nicht deswegen, weil jemand diese Art von Elternhaus hatte, diesen Typ von Schule besuchte oder gar diese Erbanlagen hat, gehört er zu dieser Prakṛti.

Die Prakṛti eines Menschen zeigt sich viel mehr in den Feldern der Sinneserfahrung (Indriyas) als die höchstpersönliche Art des Zusammenhalts zwischen den innerkörperlichen Rhythmen (Śarīra), und dem sozialen Lebensfluß (Sattva). In diesen Feldern der Sinneserfahrung kommunizieren andere Menschen mit ihm. Die Art des Zusammenhalts ist gekennzeichnet durch den Lebenswillen, der alle Handlungen des Menschen prägt und dort am stärksten wirkt, wo er auf sich selbst gestellt ist. In verunsichernden Situationen, in welchen alle sozialen Normen und Werte ins Wanken geraten, scheint das menschliche Individuum zu zeigen, was sein Körper weiß: die verborgene existentielle Spannung, unter welcher sein innerer Zusammenhalt leidet.

Prakṛti ist gekennzeichnet durch zwei Begebenheiten:
– das Körperbewußtsein von der inneren Spannung
– den Willen, vom Körper her den Lebenszusammenhalt zu erhalten.

Damit ist gesagt, daß der Mensch, ähnlich wie die Pflanzen und Tiere, aus einer schlummernden Inkompetenz seiner Feinde gegenüber (wovon jedoch sein Körper weiß: Dieser «schläft» letzten Endes nie!) eine Reihe von Tarnversuchen an den Tag legt, um zu überleben. Seine Prakṛti ist durch die Summe dieser Tarnversuche gekennzeichnet.

Letzten Endes kann jeder Mensch durch die Entwicklung von Krücken und Abwehrsystemen seine schlummernde Inkompetenz überspielen. Wer sich nicht mit der Faust wehren kann, entwickelt eine Waffe, um zu überleben. Das heißt aber noch lange nicht, daß er sich in seinem Körper sicherer fühlt, als vorher. Vielleicht schläft er noch unruhiger, seitdem er weiß, was eine Waffe auszurichten vermag.

Die Erkenntnis der eigenen Prakṛti bedeutet die rückhaltlose Annahme dieses Lebenswillens und der schlummernden, körperlichen Inkompetenz, die sich instinktiv in verschiedenen Situationen äußert. Um diese rückhaltlose Annahme zu ermöglichen, haben wir Gruppenspiele entwickelt, die verunsichernde Situationen simulieren.

Es ist sinnvoll, das Nachdenken über das eigene Leben in solchen Spielen anzuregen. Ein Blick auf die Statistiken des Gesundheitswesens wird uns klarmachen, warum.

Belastungspunkte des Lebens in der industriellen Welt

Wenn man einen Blick auf die Morbiditätsstatistik (Erkrankungshäufigkeit) der Bundesrepublik Deutschland wirft, so stellt man fest, daß chronische Krankheiten seit Jahren zunehmen, Infektionskrankheiten dagegen abnehmen.

Wenn auch 1980 die Meldungen von Arbeitsunfähigkeit aufgrund von Herz-Kreislauf-Erkrankungen im Verhältnis 1:4 zu Meldungen über Erkrankungen der Atmungsorgane, und im Verhältnis 1:3 zu Unfallverletzungen und Vergiftungen steht, so stellt man dennoch fest, daß in der Todesursache Herz-Kreislauf-Erkrankungen und Krebs mit insgesamt etwa 86% den höchsten Prozentsatz ergeben.

Bei den Rentenversicherungen wegen Erwerbs- und Berufsunfähigkeit fielen wiederum ca. 34% der Meldungen auf die Ursache «Herz-Kreislauf-Erkrankungen».

Für die Sozialmedizin ist die Tatsache von Bedeutung, daß zwei Drittel der Sozialhilfeempfänger zugleich krank sind: 54% dieser Betroffenen leiden an Herz-Kreislauf-Erkrankungen.[8]

Zivilisationskrankheiten:
An den Spannungspolen der Industriegesellschaft bricht der individuelle Zusammenhalt des Menschen zusammen.
Dies geschah einst im Säuglingsalter (Säuglingssterblichkeit), heute im Alter von 40 bis 50: durch Herzkrankheiten und Krebs.

Bestimmte Lebensalter werden zum Kriesenalter. Das ist z.B. für manche Kinder leichter, für andere schwerer zu bewältigen. Der Einstieg in das Berufsleben ist für viele auch eine Kriesensituation, uns im Alter von 40 bis 50 Jahren greifen subtilere, den Lebensnerv treffende Kriesen, die scheinbar weniger mit äußeren Einflüssen zu tun haben, unsere inneren Organe an. Ist es hier die Schwäche der Persönlichkeit, die manche an diesem Spannungspol des Lebens erliegen läßt, oder liegt es nicht vielmehr an der mangelnden Reflexion seines eigenen Lebenswillens, seiner schlummernden körperlichen Inkompetenz und seiner derzeitigen Lebensperspektive? Diese Fragen werden uns in diesem Buch weiter beschäftigen.

Rekapitulation II

1. Unter Prakṛti oder der Natur des Individuums ist nicht dasselbe zu verstehen wie Konstitution oder gar Persönlichkeit.

speziellen Verhaltensweisen
charakteristischen

2. Die Prakṛti eines Menschen ist der in seinem lebendigen Leib in Erscheinung tretende Zusammenhalt sozialer und anorganischer Umstände.

3. Die Prakṛti eines Menschen kann als gespannter oder spannungsreicher Zusammenhalt gesehen werden. Sie kann sich auch als ausgeglichener und im Gleichgewicht befindlicher Lebensfluß zeigen.

4. Die Prakṛti eines Menschen ist vor allem gekennzeichnet durch die Synchronisierung seiner innerkörperlichen Rhythmen mit den Rhythmen der ihn umgebenden Gemeinschaft und dem Lauf der Gestirne (Sonne, Mond, etc.), der den Wechsel der Licht-Dunkel-Verhältnisse verursacht.

5. Unter Prakṛti ist demnach einerseits das schlummernde Körpergefühl eines Menschen für seine Inkompetenz in bestimmten, gekennzeichneten Situationen zu verstehen, wobei er jedoch versucht, durch seinen Lebenswillen diese Inkompetenz nicht in Erscheinung treten zu lassen und sie womöglich durch Tarnversuche zu verdrängen.

6. Prakṛti-Analyse bedeutet demnach eine rückhaltlose Abrechnung mit sich selber.

Fußnoten zu Kapitel 2

[1] Vgl. z.B. den Evolutionsgedanken der Theosophie, wie I. K. Taimni sie unter dem Stichwort Prakṛti erklärt: Die Wissenschaft des Yoga, München 1982, S. 174 ff.

[2] Die Lehre von der Entwicklungsgeschichte der Rassen, in Zusammenhang mit dem Begriff Prakṛti, war schon lange vor A. Hitler theosophisches Gedankengut. Hitler verlieh dieser Lehre allerdings eine besonders aggressive Note, die sie bis dahin nicht an der Oberfläche trug.

[3] Vgl. B. Dash: «Fundamentals of Āyurvedic Medicine», New Delhi 1978, S. 41–59.

[4] Vgl. Caraka-Samhitā, Sūtrasthānam I. 57. Die Zeit vom 21. 12. bis 21. 6. wird *Āyana Kāla* genannt; die Zeit vom 21. 6. bis 21. 12. *Visarga Kāla*. – Vgl. Suśruta Samhitā, Sūtrasthānam IV. 45 bis 55 und auch Caraka-Samhitā, Sūtrasthānam VII. 42 und 43.

[5] Vgl. B. P. Nanal: «Die Grundlagen des Āyurveda», München 1985. (Erhältlich bei der Forschungsstelle für Yoga und Āyurveda, München.) Und K. N. Udupa und R. H. Singh: Science and Philosophy of Indian Medicine, Nagpur 1978.

[6] Vgl. u. a. in diesem Zusammenhang den Aufsatz von R. Adler, M. Russek und Th. H. Schmidt (Hrsg.): «Lehrbuch der psychosomatischen Medizin», München-Wien-Baltimore 1981, S. 561 ff.

[7] E. Grond: «Handbuch für soziale Berufe: Sozialmedizin», Dortmund 1984, Bd. 1, S. 55–57.

Kapitel 3

Rollenverhalten zur Erhaltung der persönlichen Stabilität

Innere Stabilität und Realitätsbezug

In den fünfziger Jahren hat der indische Sozialwissenschafter K.S. Soddhi in Berlin eine Reihe von Versuchen mit Kindern und Jugendlichen von 9 bis 19 Jahren durchgeführt. Zweck dieser Untersuchungen war es, die Meinungsbildung im sozialen Feld zu beobachten. Man wollte sehen, wie Normen und Werte entstehen. Soddhi zeigte jedem von über 1000 Kindern Tafeln mit unterschiedlicher Anzahl von Punkten und ließ sie die Zahl der Punkte zuerst für sich alleine schätzen. Die Tafeln wurden jeweils nur einige Sekunden gezeigt. Dann ließ er im zweiten Durchgang die Kinder in Gruppen laut schätzen und dann neu entscheiden, ob sie ihren ursprünglichen Wert ändern wollten oder nicht.[1]

Soddhi stellte fest, daß manche der Kinder und Jugendlichen eine stärkere Treffsicherheit sogar beim Schätzen von über 100 Punkten zeigten, als die andern. Freilich war bei den jüngeren Kindern diese Fähigkeit nicht stark entwickelt, weil sie noch keine Vorstellung von der Bedeutung großer Zahlen hatten. Bei Kindern über 12 Jahren war sie schon voll zu beobachten. Diese Kinder und Jugendlichen blieben in der zweiten Befragung mehr oder weniger in der Nähe ihrer ursprünglichen Schätzung, während die anderen Versuchspersonen, die in ihrer Meinung weit von den anderen abgewichen waren, sich in der zweiten Schätzung stark anpaßten. Soddhi zog daraus folgende Schlußfolgerung:

– In bezug auf empirische Sachverhalte, die man mit seinen Sinnesorganen wahrnimmt, kann es dort, wo alle Bezugspunkte und Normen für die Kontrolle der eigenen Meinung fehlen, zu sehr weit auseinandergehenden oder *divergierenden* Meinungen in einer Gruppe kommen.

– Im Augenblick jedoch, in welchem die Menschen diese weit auseinandergehenden Meinungen einander mitteilen können, kommt es zum Phänomen der *Konvergenz* oder des *Sich-aufeinander-Zubewegens.*

– Die Richtung dieser *konvergierenden Bewegung* wird durch jene in der Gruppe *stabil schätzenden Mitglieder* geprägt, deren Realitätsbezug instinktiv von den anderen Mitgliedern akzeptiert wird.

Soddhis Versuche bauten auf die Versuche des in den dreißiger Jahren in den USA tätigen türkischen Sozialpsychologen Sherif auf. Sherif hatte seinerseits Versuchspersonen in ein völlig verdunkeltes Zimmer (Blackbox) geführt, in welchem dann ein Lichtpunkt kurz aufleuchtete. Die Personen wurden gebeten festzustellen, wie weit sich dieser Punkt im Raum bewege. Man hatte dabei dasselbe Phänomen der *Konvergenz* festgestellt, nachdem die Personen die Gelegenheit bekommen hatten, einander ihre Schätzungen mitzuteilen. In Wirklichkeit jedoch hatte der Punkt sich überhaupt nicht bewegt (Abbildung 3.1).[2] Als Erklärung für dieses Phänomen der ursprünglichen *Divergenz* und der späteren *Konvergenz* hatte man das Phänomen des *latenten*

Nystagmus (Augenzittern) oder der Augenbewegungen der Versuchsperson, die ihr erlauben, in einem bewegten System sich immer neu durch eine ruckartige Veränderung (Shift) der Sichtebene im Raum zu orientieren. Um die «Bewegungen des sich-nicht-bewegenden Punktes» zu «begreifen», hatten sich mit anderen Worten die instabileren Versuchspersonen selber mehr bewegt, die stabileren dabei weniger.

Soddhis Idee bestand darin, seinen Versuchspersonen mehrere Punkte anzubieten, um zu sehen, wie sie sich verhielten. Wer stabil schätzte, müßte seiner Meinung nach einen stärkeren Bezug zur Realität in sich haben. Wenn die These vom latenten

Das Konvergenzprinzip

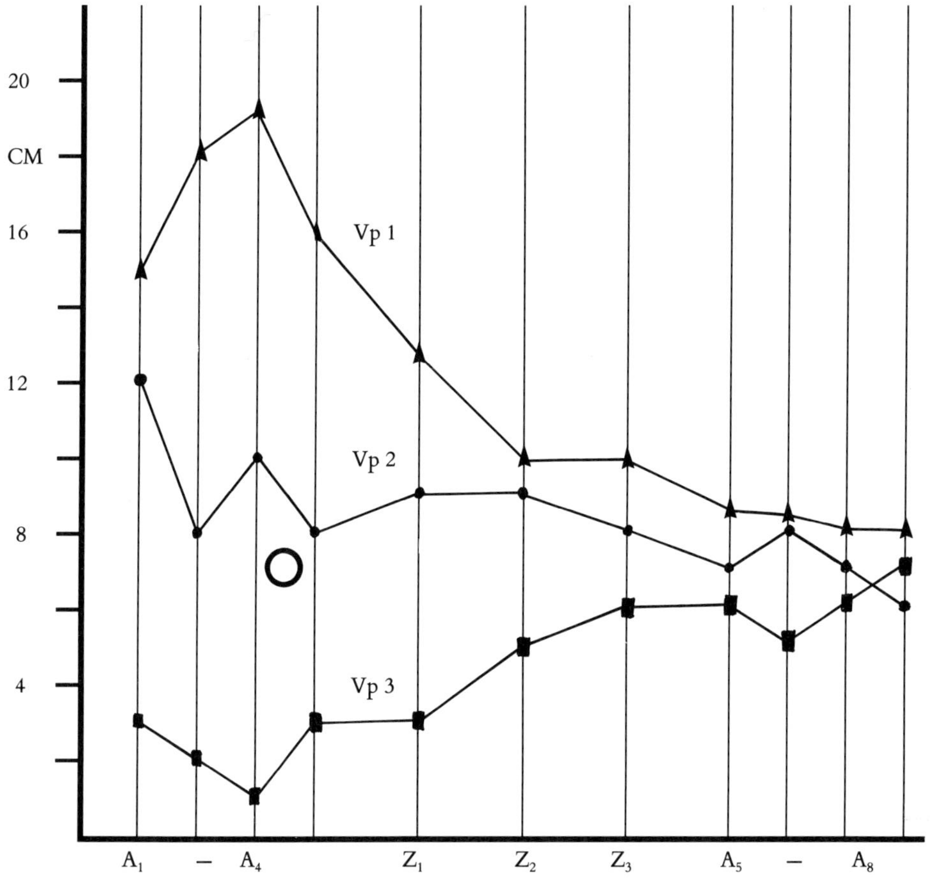

Konvergenzverhalten. Sherif führte ein Experiment durch, in dem 3 Versuchspersonen Schätzungen abgeben sollten. Zuerst in Einzelaussagen (A_1 — A_4), dann gemeinsam (Z_1 — Z_3) und danach wiederum getrennt (A_5 — A_8).
Die gegenseitige Annäherung der in cm übertragenen Schätzungswerte ist deutlich. Der Konvergenzpunkt entsprach dabei dem geometrischen Mittel der ursprünglichen Einschätzungen (Kreis bei A_3).
Zitiert bei: P. Hofstätter, 1972. S. 57ff

Nystagmus stimmte, so müßten die innerlich leichter zu verunsichernden Personen sich stärker verschätzen als andere.

Als ich selber diese Thesen Sherifs und Soddhis las, kam ich zum Ergebnis:

- Daß es offensichtlich in jeder Gruppe Menschen geben muß, welche die anderen Mitglieder als stabile und realitätsbezogene Personen einschätzen:

- Zu diesen Personen würden die anderen Mitglieder in verunsichernden Situationen hingehen, um sich Rat zu holen.

Mir kam die Idee für ein Experiment, um herauszubekommen, ob die Annäherung der Meinungen letzten Endes doch auch die Eigenschaften Sattva, Rajas oder Tamas annehmen könnte. D.h. mit einem starken Realitätsbezug, wenn sie sich vom eigentlichen Lebensfluß (Sattva) leiten ließe

— mit einem konfliktbeladenen Bezug zur Realität (Rajas), wenn sie den Mitgliedern nur unter Spannung den Zusammenhalt in der Gruppe kurzfristig ermöglichte,

— mit einer völlig an der Realität und am Lebensfluß vorbei schießenden Bewegung die Gruppe in die negative Versachlichung ihres Lebens (Tamas) drängte.

Ich möchte im folgenden darstellen, wie ich ein solches Experiment entwickelte, und welche Ergebnisse ich dabei erzielte.

Gefahren für die persönliche Stabilität

Für den geregelten Ablauf des Lebens in unserer Gesellschaft haben wir eine Reihe von Normen und Werten. Danach beurteilen wir, wie wir uns in bestimmten Situationen zu verhalten haben. Diese Normen und Werte sind spezifisch für unseren westlichen Kulturkreis (Abb 3.2.)[3], können jedoch starke Verunsicherungen bei Menschen hervorrufen, die sie plötzlich in der Konfrontation mit völlig anderen Regeln des Verhaltens in einem anderen Kulturkreis erleben.

Um eine solche Verunsicherung handelt es sich oft, wenn Personen der westlichen Welt Bücher über Yoga oder Āyurveda in die Hand nehmen. Solche Bücher können sie in innere Bewegung versetzen: Sie versuchen, die Aussagen der Bücher zu umkreisen, sie mit ihren eigenen Normen in Einklang zu bringen, sie für sich und andere zu übersetzen, wägen ab, ob sie sie akzeptieren oder nicht akzeptieren können. Während eines solchen Vorgangs ist es natürlich beruhigend, wenn man jemanden kennt, den man als Freund in der Verunsicherung aufsuchen kann. Doch will man von einem solchen Freund natürlich nicht noch mehr verunsichert werden, als man schon ist.

Bei Verhaltensweisen und -regeln, die man aus einem anderen Kulturkreis sofort ablehnen würde, ist man nicht verunsichert, auch nicht bei solchen, die man nach dem Motto akzeptieren kann: «Andere Länder, andere Sitten». Verunsichert wird man nur, wenn es Menschen gibt, die in der nächsten Umgebung Verhaltensweisen an den Tag legen, die einem selber zur Überprüfung der eigenen Normen und Werte zwingen: Man muß schließlich mit solchen Menschen leben und mit ihnen auskommen.

In den Jahren 1977 bis 1979 hatte ich mit einer Gruppe von Mitarbeitern eine Menge von Yoga-Büchern nach drei Gesichtspunkten gesichtet:

– nach Aussagen, die von der Mehrzahl positiv
– nach Aussagen, die von der Mehrzahl negativ
– und nach Aussagen, die einen hohen Prozentsatz an Unentschiedenheit bei der Bewertung erzielten.[4]

Wir entwickelten daraufhin einen «transkulturellen Fragebogen», um die Meinung westdeutscher Yoga-Übender zu verschiedenen Themen zu erfahren. Die Ergebnisse, die wir mit diesem Fragebogen erzielten, sind in den Jahrbüchern für Yoga, die ich im Jahre 1980 bis 1983 herausgab,veröffentlicht.[5]

Es ging mir darum herauszufinden, welche Aussagen in etwa 50 Yoga-Büchern geeignet wären, eine mitteleuropäische Gruppe von Yoga-Interessenten zu polarisieren und dadurch zu verunsichern. Nach Sichtung von 1000 Aussagen in mehreren Gruppen konnte ich einen Fragebogen mit 27 Aussagen erstellen, in welchem verschiedene Einstellungen zum Körper, zur Sexualität, zur Freundschaft, zum Leben in der industriellen Welt, zu Gurus, zur Autorität schlechthin, wie auch zu Fragen nach der Reinkarnation zum Ausdruck kamen. Es waren in der Hauptsache Aussagen, bei welchen die Teilnehmer ihre «geistigen Horizonte» in Frage gestellt sahen und dadurch ihre Orientierung verloren. Sie wurden dann gefragt, zu wem aus der Gruppe

Abb. 3.2 Polaritätsprofil nach Hofstätter

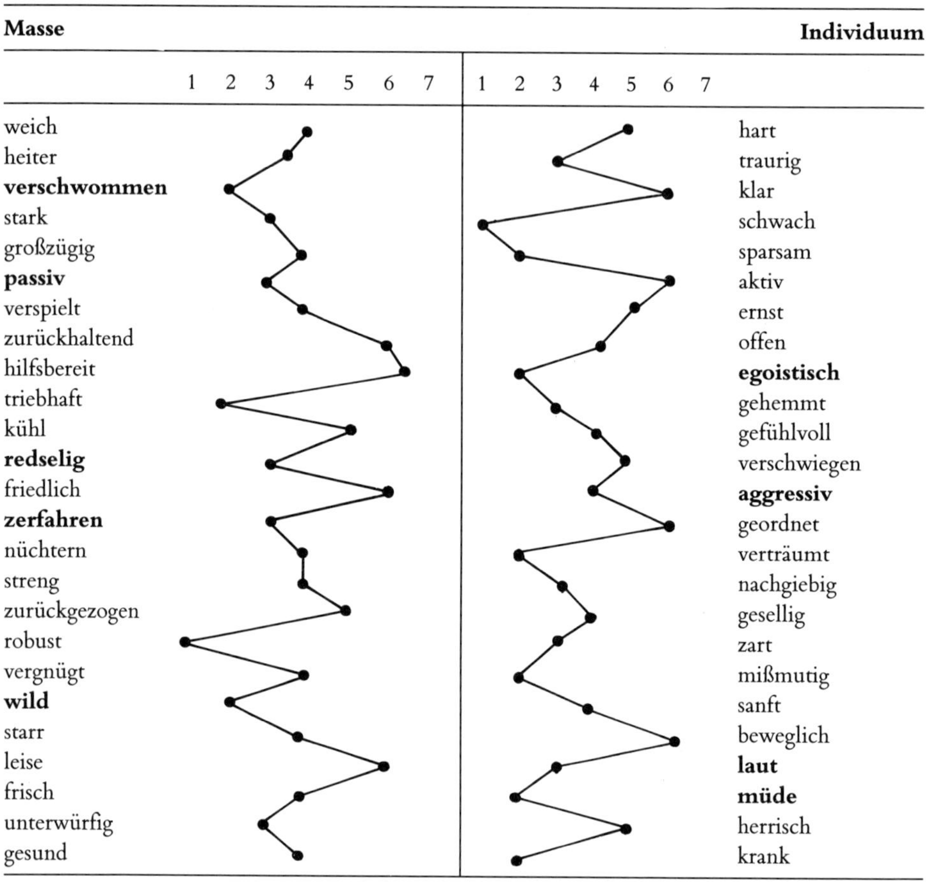

P. R. Hofstätter: Gruppendynamik, Kritik der Massenpsychologie. Hamburg 1972
«Deutliche Unterschiede finden sich hinsichtlich einer Reihe von Polaritäten; verglichen mit ‹Persönlichkeit› ist ‹Masse›, ‹verschwommen›, ‹passiv›, ‹zerfahren›, ‹egoistisch›, ‹laut›, ‹redselig›, ‹aggresiv›, ‹wild› und zugleich eher ‹müde›.»(S. 14)
Hofstätter geht in seiner Untersuchung auch auf einen Mann-Frau-Gegensatz über. Dabei ist «Persönlichkeit» «nahezu identisch» mit dem Begriff des «Vaters»; «sie ist – so könnte man sagen – auch im biologischen Sinn schöpferisch (bzw. zeugungsfähig), während die ‹Masse› als ein amorphes Substrat verstanden wird, das formenden Einwirkungen Widerstand leistet und das dabei in eine Grundstimmung der blinden Wut – heute würde man vielleicht eher sagen: der Frustration – hineingerät.» (S. 16)

sie in solchen verunsichernden Situationen gehen würden, um sich wieder zu stabilisieren. Es ergab sich in den verschiedenen Gruppen, jeweils ein anderes Bild:

- in stabilen Gruppen wurden die Menschen, deren Ansichten extrem von der durchschnittlichen Meinung abwichen, instinktiv als instabil und damit auch als unpopulär angesehen,
- in instabileren Gruppen dagegen war dies nicht der Fall.

Es entwickelten sich im Laufe der Arbeit mit diesen Gruppen in zweieinhalb bis drei Jahren unterschiedliche Probleme. In den instabileren Gruppen war es schwieriger, einen echten Zusammenhalt unter den Gruppenmitgliedern zu erreichen, in den stabileren dagegen konnte man diesen Zusammenhalt sogar in den starken Phasen der heftigen Auseinandersetzung deutlich erleben. In den instabileren Gruppen drohte der Ausstieg eines Mitglieds die Gruppe als Ganzes zu zerstören, während in den stabileren es niemandem leicht gemacht wurde, die Gruppe zu verlassen. Dort, wo dies geschah, wurde der Vorgang auch mit den Aussteigern intensiv besprochen.

Abb. 3.3 Gegenüberstellung von Rang A und B.

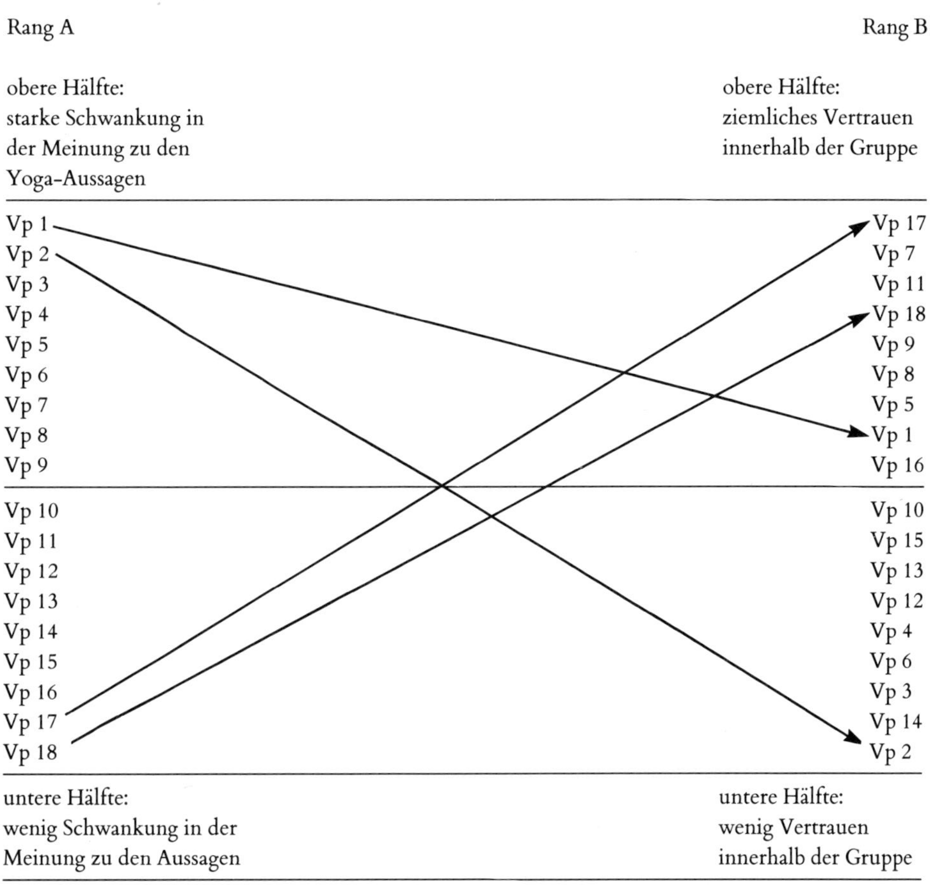

Im normalen Leben kann man nie wissen, in welcher Art von Gruppe man sich plötzlich befindet. Die Instabilität einer Gruppe kann verschiedene Gründe haben, als Ganzes jedoch kann sie für das in einer Krisensituation sich befindende Mitglied zusätzlich verunsichernd wirken.

Wir wollen in den folgenden Erörterungen zeigen, wie unser Körper versucht, uns in solchen Situationen zu schützen. Der Körper spürt die Instabilität und spürt auch instinktiv seine Unfähigkeit, mit ihr fertig zu werden. Zum Schutz vor der Gefahr, die von außen droht, tarnt der Körper sein eigenes Verhalten.

Eine Gruppe, in welcher die Mitglieder einander intuitiv so einschätzen, daß sie auch denjenigen in verunsichernden Situationen aufsuchen, dessen Ansicht von der Gruppenmeinung nicht stark abweicht, befindet sich, würden wir sagen, in Sattva oder Lebensfluß.

Wenn in einer Gruppe ein Teilnehmer extreme Anschauungen vertritt und dennoch hohe Popularität genießt, so befindet sich dieser zumindest in der Gruppe in einem Konflikt (Rajas), und dort, wo Teilnehmer mit wenig Abweichung von der Gruppenmeinung dennoch keine Popularität genießen, befinden sie sich in Tamas (Verdinglichung der Lebensbelange).

Doch sollten wir empirische Sachverhalte wie das Feststellen, wieviel Punkte sich auf einer Tafel befinden, nicht gleichsetzen mit Beziehungsverflechtungen der Menschen untereinander. In bezug auf solche Beziehungsverflechtungen gibt es für die Meinung der einzelnen Mitglieder einer Gruppe keine aufgezwungene Norm: Es ist nicht so, wie wenn die Mitglieder der Gruppe feststellen müßten, ob die Tür zu ihrem Zimmer verschlossen sei oder nicht. Hier kann jeder durch einfaches Probieren der Türklinke feststellen, ob seine Ansicht darüber richtig oder falsch ist.

Bei Meinungen jedoch, wo es darum geht, wie sich Menschen zu sich selber und zum anderen verhalten sollen, geht es primär um Selbstbeobachtung und um die Beobachtung des anderen in Beziehung zum jetzigen Verhalten des Beobachters.

Sollte der Beobachter nämlich durch eine Veränderung seiner Meinung über den anderen oder über sich selber sein jetziges Verhalten ändern, so verändert er seinen Standort und seine Rolle im sozialen Körper und damit das gesamte Beziehungsgeflecht der Gruppe.[6]

Wir wollen im folgenden zeigen, wie wir in weiteren von uns entwickelten Spielen «ungesunde Konvergenzen» zu vermeiden versuchten.

Verhaltens-Normen

Normen des Verhaltens sind oft in Worte gekleidete Regelungen des zwischenmenschlichen Zusammenhalts. Sie zeigen, wie man sich in bestimmten Situationen zu verhalten hat, aus der jeweiligen Erinnerung an die Art, wie ein ähnliches Geschehen früher bewältigt wurde.

Verhaltensweisen zur Verschleierung körperlicher Beschränktheiten

Es ist wichtig, sich zu vergegenwärtigen, daß ein Mensch seine Verschleierungstaktik, die er als Selbstschutz vor seinen Feinden aufgebaut hat, nicht ohne weiteres aufgibt, um völlig ungeschützt seine körpliche Inkompetenz preiszugeben. Es stellen sich in solchen Augenblicken unwillkürlich alle Reflexe ein, die ihn vor der Gefahr warnen, sich einem möglichen Feind auf diese Weise auszuliefern.

Der Begriff «körperliche Inkompetenz» oder Beschränktheit trägt der Entwicklung des Lebens schlechthin Rechnung: Die Pflanze setzt sich mit dem Licht, dem Wasser, der Luft, der Erde und dem Raum auseinander, die Tiere auch mit dem Pflanzenreich und umgekehrt. Jede Spezialisierung des «Körpers» der Pflanzen und der Tiere geht aus von der existentiellen Erfahrung der Notwendigkeit einer Veränderung ihres Verhaltens, um überleben zu können.

Die Tatsache, daß Fische Flossen haben und wir Arme und Beine, ist ein banales Beispiel, um zu illustrieren, wie die einzelnen Lebenwesen körperlich mit jenen «Instrumenten» ausgestattet werden, die ihnen ein Überleben in ihrer Umwelt sichern. Wie sich der Fisch auf dem Land «körperlich» völlig inkompetent fühlt, so auch der Mensch, wenn er ins Wasser geworfen wird: Beide fangen an zu zappeln, und diese Bewegungen werden als Vegas oder «elementare Verhaltensänderungen» in Āyurveda bezeichnet. Sie zeigen elementare Bedrohungen des Lebens an.[7]

In Augenblicken der Verhaltensänderung geht unser Körper mit erhöhter Wachsamkeit auf seine Umgebung ein. Er weiß intuitiv genau, in welcher Umgebung er sich inkompetent fühlen würde, und warnt durch Signale vor «übereilten Schritten» in die bedrohliche Richtung. Diese Signale werden als Merkmale der einzelnen Organe des Körpers (Lakṣanas)[8] wahrgenommen. Kalte Hände, heiße Stirn, Herzklopfen, trockene Atmung und andere Vorzeichen von Krankheiten und ihren späteren Symptomen sind Äußerungen des Körpers zu der bedrohlichen Lage. Sie sagen sehr viel aus über seine Fähigkeit, mit der Situation fertig zu werden.

Wie jede ärztliche Wissenschaft, widmet sich Āyurveda zuerst diesen körperlichen Zeichen, bevor es jemand zu einer Verhaltensänderung in bezug auf den Lebensfluß (Sattva) bewegt. Hiermit werden der Śarīra-Anteil des Āyus, die latente Bedrohung des Zusammenhalts, die Körpersignale, die davor warnen, daß jeden Augenblick alles vorbei sein und alle Teile auseinanderfliegen könnten, ernstgenommen und dann erst die Gruppendynamik sinnvoll weitergeführt.

Im vorigen Kapitel haben wir den Begriff «Prakṛti» als «Natur des Individuums» erläutert. Die Prakṛti-Analyse – so sehen wir dort – bringt den Menschen in direkten Kontakt mit seiner körperlichen Inkompetenz.

Unser Körper definiert seine Umwelt

Verliert man seine Bezugspunkte im Raum und in der Zeit, so weiß man nicht, ob das, was uns bewegt, draußen oder drinnen ist. Auch die konkreten Dinge, die uns erscheinen, sind letzten Endes im Augenblick der Verunsicherung weder draußen noch drinnen. Vor nicht allzu langer Zeit hielt man einen solchen Gedankengang für extrem philosophisch. Er ist heute jedoch nicht mehr so schwer nachzuvollziehen. Bei der Katastrophe von Tschernobyl 1986 strahlte an jenen herrlichen Maitagen die Sonne. Doch durfte niemand seinem Gefühl trauen und hinausgehen wegen der akuten Gefahr durch die radioaktive Wolke. Diese Verunsicherung des Gefühls wirkte sich auch in einem Mißtrauen gegenüber den eigenen Empfindungen aus. Manche, die ein Brennen in der Nasenschleimhaut und in der Kehle spürten, meinten, sie seien hypochondrisch, kühlten aber dennoch mehrmals am Tag ihr Gesicht mit Wasser. Andere dagegen bekamen Kopfschmerzen und spürten eine ungewohnte Müdigkeit. Wenige Wochen später kamen Verdauungsbeschwerden, Kratzen in der Kehle, Allergien im Nasen- und Rachenraum und sogar Schwellungen der kleinen Kapillargefässe der Nasenflügel hinzu.

Es war damals nicht einfach für die Menschen zu unterscheiden, ob sie tatsächlich von solchen Krankheitserscheinungen befallen waren oder ob sie sie als Angstreaktion psychisch hervorzauberten. Sogar dort, wo sie sich als greifbare Störungen (Schwellungen der Nasenflügel, Brennen der Kontaktflächen der Augenlider usw.) bemerkbar machten, sahen viele darin eher die Spätfolgen von Dauerstreß, als die Anfangsstadien von konstitutionsbedingter Rhinitis (Rosazea) oder als saisonale Anfälle von Heuschnupfen und ähnliches an.

Es ist hier unmöglich zu sagen, was Ursache all dieser Erscheinungen ist. Vor Gericht dürfte es ein an Leukämie Erkrankter sehr schwer haben zu beweisen, daß der geringste Zusammenhang zwischen seiner Erkrankung und einem 2000 km entfernten atomaren Unfall besteht. Dabei ist es wichtig, die Signale des Körpers ernst zu nehmen und zu interpretieren, wie der Körper sie verstanden haben will. Unser Körper signalisiert seine Inkompetenz in manchen Bereichen. Bei der Verunsicherung durch die Umwelt, wie im Falle von Tschernobyl, ist es durchaus denkbar, daß «der Körper sich zu Wort meldet». Wir erleben das durch Zeichen wie kalte Hände z.B. oder eine warme Stirn, Schlaflosigkeit, Trockenheit in der Haut usw.

Wir sind heute gewöhnt, diese Zeichen nicht ernst zu nehmen oder als übertrieben abzutun. Wenn jemand unter bestimmten Ängsten leidet und laufend kalte Hände bekommt, so neigen wir dazu, ihm zu sagen, daß seine Ängste unbegründet seien, um ihm zu beweisen, daß er phantasiere. Und um Massenhysterien vorzubeugen, werden auch durch die Medien immer beruhigende Botschaften verbreitet.

In Āyurveda verfährt man nicht so. Ich werde versuchen, die Erlebnisse der fünf Elementar-Horizonte oder Mahābhutas zu beschreiben, um das Vorgehen zu verdeutlichen. Wir müssen uns dabei aber vergegenwärtigen, daß diese Beschreibungen aus der Arzt-Praxis entstanden, aus jener Sphäre nämlich, in die sich Menschen begeben, die auf dem Weg dazu sind, den Bezug zu sich selber und zur Umwelt zu verlieren.

Mit philosophischer Akribie untersuchten die Āyurvedisten der Vergangenheit die Äußerungen ihrer Patienten und verstanden es, das, um was es eigentlich geht, in der «Situation der Krankheit» zu erläutern: die Bedeutung des Lebens für den Leidenden. Schwangere Frauen z.B. haben ein besonders feines Gespür für körperliche Verunsicherung. (Auch das werdende Kind bedingt eine für die schwangere Mutter neuartige Umweltverarbeitung, wozu u.a. die besonderen Gelüste in der Ernährung gehören.) Ärzte, die diese Nöte ernst nehmen, werden in Āyurveda ein brauchbares Instrument für ein fruchtbares Gespräch finden, da sie die Sprache des werdenden Kindes zu sprechen beginnen werden, und die Mutter den Reichtum der bildhaften Beschreibung seiner Umwelt erleben lassen.

Grenzen der Sinneserfahrung

Wenn wir im folgenden die Beziehung zwischen dem bedrohten Menschen und seiner Umwelt als gefährdeten Zusammenhalt von körperlichen Rhythmen (Śarîra) mit dem sozialen Lebensfluß (Sattva) schildern, so werden wir die Felder der Erfahrung (Indriyas) als Grenzen oder Horizonte zu beschreiben haben. Daß diese begriffliche Erweiterung nicht willkürlich ist, kann ein einfaches Beispiel verdeutlichen:

Um sich im Raum zu orientieren, braucht das Auge etwas Konkretes, das es sieht. Durch das vom Gegenstand reflektierte Licht erkennt es seine Höhe, Tiefe und Breite. Es erkennt diese in einem «Horizont des Sehens», der uns das Erkennen des Konkreten ermöglicht.[9]

Müßig wäre es zu fragen, ob der Horizont vor dem konkreten Gegenstand vorhanden sei oder nicht. Der Seher und das Gesehene treten beide erst im Akt des Sehens als solche in Erscheinung.

Wenn dem Menschen mit anderen Worten der konkrete Gegenstand entzogen wird, fühlt er sich bedroht und versucht mit Hilfe früherer körperlicher Erfahrungen seinem Auge etwas Neues, Konkretes zu bieten. Seine körperliche Kompetenz zeigt sich in seiner Fähigkeit, dies für den jeweils betroffenen Sinn zu ermöglichen. Sie zeigt sich im Horizont seiner Phantasie.

Da unser Körper zur Bildung dieser Phantasie auf einen reichen Schatz der Erfahrung in seiner Entwicklungsgeschichte zurückgreifen kann, holt er diese Erfahrung im Augenblick der Verunsicherung hervor. Sie zeigt das stillschweigende Verständnis, das unser Körper von seiner Kompetenz (seiner Fähigkeit, mit der Situation fertig zu werden) im Umgang mit seiner Umwelt hat.

Die Definition des Konkreten

Im Horizont der Erde

Die Vorstellung, daß wir uns unter einem Haufen von Steinen und Schutt befinden, kann uns vermitteln, was es heißt, in einer Situation der Verunsicherung das konkrete Erdhafte als Bedrohung zu empfinden. Dort nämlich, wo Gefühle sich durch Assoziationsketten des Zugeschüttetwerdens ausbreiten, zeichnet sich hinter den einzelnen Empfindungen der Lebenshorizont des Erdhaften in seiner vollen Bedrohlichkeit auf: Steifheit und Trägheit in den Gelenken, Druck- und Schweregefühl im ganzen Leib, Rauheit in der Haut. Es ist nicht die lebendige Standfestigkeit, die gemeint ist, sondern das Erlebnis der Ohnmacht, sich zu bewegen.

Auf dem Höhepunkt des Ringens des Lebens mit dem Konkreten, das uns im Leib erscheint, erstarrt der Sarîra oder Körper des Menschen in der Totenstarre, bevor er sich wieder zu «Erde» desintegriert. Es ist das Gefühl, das uns in manchen Krankheitszuständen zuteil wird: Als ob wir spürten, daß der lange Arm der Erde nach uns greift und uns erstarren läßt.

Im Horizont des Wassers (Jala)

Die Vorstellung, daß wir ertrinken, ruft das uns innewohnende Erlebnis des Konkreten im Horizont des Wassers hervor. Es ist eigenartig, daß aus dem Körper diese Assoziationen hervortreten, obwohl wir vielleicht nie solche Erlebnisse real durchgemacht haben, weder zugeschüttet wurden noch in die Gefahr des Ertrinkens gerieten. Wenn ein Patient zum Arzt geht und von seinem Erstickungsgefühl berichtet, so ist dieses Gefühl für den Āyurvedisten nicht sofort mit der Tätigkeit der Lunge in Verbindung zu bringen, sondern mit der Assoziationskette für den Horizont «Wasser». Denn durch den Zusammenhang mit diesem Horizont entstand schließlich die Entwicklung des konkreten Organs, das wir «Lunge» nennen, aber es ist nicht dieses Organ allein, das durch den Horizont Wasser ermöglicht wird: Schließlich ist dadurch auch die konkrete Regulation unseres ganzen Wasserhaushaltes ermöglicht, und es mag durchaus sein, daß dieser genauso im Augenblick der Bedrohung durch das Wasser sich in der konkreten Erscheinung eines Erstickungsgefühls gemeldet hat.

Wenn man am Ertrinken ist und Arme und Beine ausschlagen, damit man an der Wasseroberfläche bleibt, wird der Sog des Wassers nicht nur auf der Lunge gespürt. Man spürt den doppelten Effekt des Wassers auf das Gesamtbefinden: Man wird getragen und verliert an Gefühl für das eigene Gewicht, und man merkt, daß man sich dabei sehr viel bewegen muß. Derselbe Horizont des Wassers, das unter «lebensbejahenden Umständen» uns die Steifheit aus den Gelenken und das Erdrückende des Beschwert-und-mit-Gewicht-behaftet-Seins nehmen könnte, türmt im Augenblick der Bedrohung als Erstickungsgefahr auf. Gerade wegen des Verlusts am Gefühl für das Eigengewicht und an Halt und Boden unter den Füßen.

Es ist hier wichtig zu sehen, daß dem Lebendigen als konkretem Seienden ein begrenztes Spektrum des Erlebens im Horizont des Wassers gegeben ist. Es ist dies die Bedeutung vom Gleichgewicht der Elementarerlebnisse. Das Leben leuchtet als Selbstverständliches, sich selber Verstehendes in diesem Gleichgewicht auf. Dort, wo etwas nicht mehr selbstverständlich ist, haben sich die Horizonte verschoben.

Im Horizont der Luft (Vāyu)

Es ist dennoch wichtig, die konkrete Bedrohung durch das Kippen aus diesem labilen Gleichgewicht genau zu beschreiben. Wie die Bedrohung durch Erde eine andere ist als die durch das Wasser, so ist die Bedrohung durch Luft, auch wenn sie das Gefühl des Verlustes an Halt vermittelt, nicht von der gleichen Art wie das Gefühl des Erstickens.

Bei der Bedrohung durch den übermächtigen Horizont der Luft ist das Gefühl der «Leere im Bauchraum» dominant. Man spürt sein eigenes Gewicht übermäßig stark, weil man nach unten gezogen wird. Man kann schreien, man erstickt nicht, aber die Bauch- und Beckenmuskeln bieten trotz starker Anspannung keinen Halt mehr.

Wenn man in einer Achterbahn fährt, so erlebt man ein eigenartiges leeres Gefühl im Bauchraum. Eine Reihe von Greifreflexen, ähnlich wie bei der Bedrohung durch das Wasser, werden ausgelöst. Die Muskeln der Arme und Beine, des Halses und des Rückens straffen sich. Der Unterschied zur Bedrohung durch das Wasser ist lediglich, daß es hier um ein Gefühl der Leere geht, das diese Reflexe auslöst, während uns im Falle des Wassers eher ein Gefühl der Fülle bedroht.

Im Horizont des Raumes (Ākāśa)

Unser Gefühl für Nähe oder Ferne ist in der Hauptsache durch die «Fernsinne» wie Auge und Ohr geprägt. Auch unsere Gleichgewichtsorgane, das Labyrinth im Bereich des Innenohrs und die Rezeptoren des Halses, die unsere Haltung im Raum beeinflussen, tragen dazu bei. Bedrohung durch diesen Horizont bedeutet, den Verlust an Orientierung zu spüren, den Verlust der Bezugspunkte im Raum wahrzunehmen. Denken wir an Schwindel und Ohnmachtsgefühle oder Höhenrausch unter Sauerstoffmangel.Verliert man das Gefühl für Begrenztheit, so wird der unendliche Horizont des Raumes mit seiner Fülle an Möglichkeiten zur Bedrohung für den Erlebenden. Dieser erlebt sich selber noch als Körper und damit als begrenzt. Er kann sich aber in dieser Begrenztheit nicht mehr einbringen. Wenn der Weg selbst zwischen seiner Hand und seinem Fuß unendlich lang wird, ist die Bedrohung der Desintegration durch die Übermacht des Raumes am stärksten.

Ahnungen solcher Bedrohungen hat man in Rauschzuständen oder in Alpträumen, in welchen das Konkrete buchstäblich vor den Augen verschwimmt und sich in einer Fata Morgana auflöst, so daß man sich an nichts halten kann.

Ākāśa, der Raum, steht im Gegensatz zum konkreten Leib Śarîra, der oft auch als Feld Kṣetram gesehen wird.

Dort, wo dieses Feld seine Konturen zu verlieren und Auflösungstendenzen sich bemerkbar machen, ist eine konkrete Bedrohung durch den Raum gegeben. Orientierungslosigkeit bedeutet Verlust an Richtung im Raum. Dieser Prozeß läuft sehr subtil ab. Der Mensch begibt sich auf die Suche nach dem Absoluten, in sich ewig Stabilem. Er sucht den Horizont schlechthin und vergißt das Konkrete. Sein Leib löst sich für ihn in immer dünner werdenden Konturen auf, und er verliert auch an innerem Halt.

Im Horizont des Feuers (Agni)

Die Regulation des Wärme-Haushalts unseres Körpers erfolgt nicht zuletzt auch durch Kühlungszentren im Zwischenhirn, welche die durch den Stoffwechsel entfachte Hitze abkühlen. Das geschieht z.B. durch Wasserabgabe in Form von Dampf, Erweiterung der peripheren Flächendurchblutung der Haut (damit das wärmere Blut in Kontakt mit der kühleren Außenluft treten kann), Drosselung des Appetits, Ankurbelung des Durstgefühls und eine Reihe anderer Körperprozesse. Wenn dieses «Kühlzentrum» ernsthaft bedroht ist, entsteht die «Gefahr durch das innere Feuer», das den Körper von innen heraus verzehren könnte.

Daß die Regulation unserer Körpertemperatur unsere Empfindung für Wärme oder Kälte prägt, ist verständlich. Mit anderen Worten ist es uns vom Körper her nicht erlaubt, allzu große Temperaturschwankungen zu erleben. Bedrohlich wird die Situation dann, wenn unsere Körpertemperatur mit den Schwankungen der Umwelttemperaturen nicht mehr standhalten kann.

Durch die verschiedenen biochemischen Reaktionen, die in den Organen ablaufen, wird Hitze produziert. Das eigentliche Erlebnis von Wärme ist die konstante Erhaltung einer Gesamttemperatur durch das «Kühlzentrum», das eigentlich keine Temperatur produziert, sondern für die Speicherung und Verteilung von Wärme zu den gegebenen Zeiten sorgt. Der Verlust der Kontrolle über diese Funktionen des «Kühlzentrums» im Bereich des Zwischenhirns wird als Bedrohung durch den Horizont des Feuers empfunden. Fieber ist ein charakteristischer Ausdruck einer solchen Bedrohung, in welcher der Kranke auch die Kontrolle der meisten anderen Körperfunktionen verliert.[10]

Körperliche Inkompetenz und gesellschaftliche Normen

In bezug auf die Rhythmen unseres Körpers *(Śarīra)* ist es nun wichtig zu sehen, wie sie sich in Augenblicken der Verunsicherung äußern. Der Sattva-Zustand oder der Zustand, in welchem der Lebensfluß der menschlichen Gemeinschaft spürbar wird, läßt ein Urvertrauen entstehen. Er schafft den Raum schlechthin, in welchem der Mensch das Gesehene und sich selber erfahren kann. Trotz der äußeren Verunsicherung ruht der Verunsicherte in sich; er entwickelt aus der Erinnerung Phantasie und schafft kreativ etwas Neues. Es scheinen die anderen Mitglieder der Gemeinschaft oder der Gruppe diesbezüglich auf ihn zu warten und sich zu ihm hinzubewegen, um von ihm eine neue Lebensperspektive zu bekommen.

Dieser Mensch macht jedoch nichts aus sich. Er staunt sogar, daß die anderen ihn als stabilen «Fels in der Brandung» aufsuchen, wo er doch unter normalen Umständen keine besondere Aktivität und extreme Leistung an den Tag legt.

Dort jedoch, wo Rajas mit im Spiel ist, können die Betroffenen zwei mögliche Sog-Wirkungen der menschlichen Gemeinschaft erfahren. Wie wir in Kapitel II dargestellt haben, könnte der Rajas-Zustand als Unterstützung der körperlichen Rhythmen in der Überreaktion in entgegengesetzter Richtung auf die Veränderung der Umweltverhältnisse reagieren oder als Bremse der gleichgerichteten Bewegung gesehen werden.

Im ersten Fall verbindet sich Rajas mit Sattva in der Erzeugung des inneren Horizonts «des Feuers»; im zweiten Fall verbindet es sich mit Tamas und erzeugt den Horizont «der Luft». Dies bedeutet im ersten Fall, daß die betroffenen Teilnehmer einer Gruppe versuchen, ihrer eigenen Bewegung im Inneren des Körpers zu folgen, die Umwelt zu ignorieren und autonom zu sein. Sie fühlen sich stark von einem inneren Feuer geleitet und kümmern sich wenig um die Umwelt.

Im zweiten Fall dagegen fühlen sie sich schwach und möchten mit dem Strom schwimmen, der sie hin und her beutelt. Sie können ihm nichts entgegensetzen und fühlen sich ohne Halt, wie ein Blatt im Wind. Andere fühlen sich gleichzeitig von zwei alternierenden Strömungen bewegt; dem Sattva-Zustand, der ihnen in mancher Hinsicht Vertrauen zum Leben einflößt, Kreativität und Phantasie aufkommen lässt, dann aber wiederum vom Tamas-Zustand verdrängt wird, in welchem die Lebenslust vergeht, der Versachlichung Platz macht – und alle schönen Ueberraschungen verschwinden.

Diese Menschen erfahren den Horizont des Wassers, der uns einerseits das Gefühl des Getragen-Werdens vermittelt und uns andererseits nahelegt, uns zu bewegen, bevor er uns erstickt. Am schlimmsten sind diejenigen dran, die im Moment der Verunsicherung in die falsche Richtung, weg von der lebensbejahenden Realität tendieren und durch die anderen noch darin bestärkt werden. Sie begeben sich sozusagen in einen Straßengraben und werden darin noch mit der Erde zugeschüttet. Der Tamas-Zustand der absoluten Versachlichung überrumpelt sie.

Der Āyurveda-Klassiker der Antike, Suśruta, ordnete die fünf Elementar-Horizonte demgemäss den 3 Prinzipien Sattva, Rajas und Tamas zu:

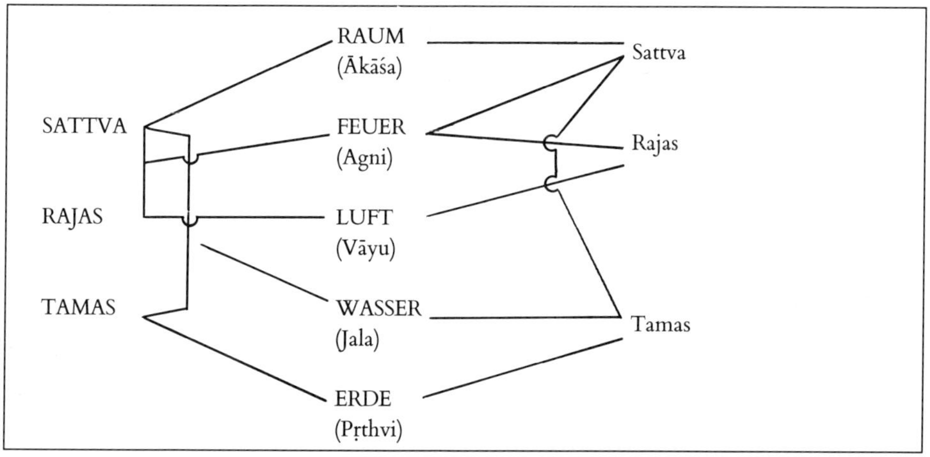

Der Zustand einer menschlichen Gemeinschaft oder Gruppe kann Sattva, Rajas oder Tamas bevorzugen. Niemand kann bestimmen, wie dies geschieht. Es ist die Art, wie das menschliche Dasein sich in der Zeit zeigt. Und wie jedes einzelne Mitglied und vor allem die Gruppengemeinschaft als Ganzes reagiert. Der Einzelne, der in und mit einer Gruppe die Orientierung in Raum und Zeit verliert, zeigt, wie er die Elementar-Horizonte seines Körpers wie Bühnen ausfährt, um sich und den anderen neue Standorte und Handlungsmöglichkeiten zu bieten.

Wir werden sehen, daß es genau diese Horizonte sind, die sich zu Krankheitsfallen entwickeln können. In ihrer Urform, in den Feldern der Sinneserfahrung, nennen die Āyurvedisten sie Mahābhūtas. Dort, wo sie durch Querverbindungen untereinander zu Krankheitsfallen geworden sind, nennen sie sie «Doṣas».

Geben und Nehmen in der Gruppe
Sattva bedeutet: mehr ernten als man säht.
Rajas bedeutet: viel sähen und wenig ernten.
Tamas bedeutet: wenig sähen und wenig oder gar nichts ernten.

Lediglich Rajas und Tamas tragen zur Entstehung dieser Krankheitsfallen bei; zum Verlust des Zusammenhalts und zu existentieller Bedrohung. Sattva jedoch garantiert den Dauerbestand des Körpers. (Deswegen heißt es auch in den alten Āyurveda-Texten: «Sattva ist ewig.») Es ist wichtig, im Gruppenspiel das Gefühl der verunsicherten Mitglieder zu ermitteln, bevor wir eindeutig sagen können, ob eine Konvergenz im Sinne von Sattva, Rajas oder Tamas stattfindet:

– die an einem *Sattva-Ort* im sozialen Körper sich Befindlichen fühlen sich geborgen, wohl und kreativ. Sie schaffen für sich und andere *Lebensraum.*
– die am *Sattva-Rajas-Ort* betonen ihre Autonomie, sind ungeduldig mit den anderen, geraten in Erregung oder gar in Zorn und breschen irgendwohin nach vorne. Sie sind voller Lebens-Feuer und überhitzt.
– die an einem reinen *Rajas-Ort* werden hin- und hergebeutelt von den starken atmosphärischen Störungen ihrer Lebensluft. Sie sind unschlüssig, hektisch und unstet in ihren Meinungen, trocknen aus und erfrieren.
– die an einem *Sattva-Tamas-Ort* strampeln, um sich vor dem *Erstickungsgefühl* zu retten. Sie geraten ins Schwimmen, lassen sich apathisch treiben und spüren doch einen beschwerenden Sog in die Tiefe.
– die an einem reinen *Tamas* geprägten Ort erstarren in der Verdinglichung.[11] Sie fühlen sich von der *Erde zugeschüttet,* steif und schwer.

In der Yoga-Philosophie liest man, daß die Falle des Unwohlseins oder der Krankheit wegen der Avidyā oder Unwissenheit über seinen – von seiner Prakṛti oder Natur bedingten – Standort im sozialen Körper entsteht. Bei einer Bedrohung durch künstlichen Entzug der Orientierung in Raum und in der Zeit, entstehen jene im Kapitel 1 als psychotische Störungen bezeichneten Erscheinungen der Avidyā (Unwissenheit). Daraus wiederum entsteht die Unfähigkeit, für sich einen Sattva-Platz zu finden, und so wird die Krankheitsfalle vorbereitet. Wir brauchen daher an dieser Stelle nicht eigens nochmals auf die Bedrohung durch den Horizont des Raumes einzugehen, der in Avidyā als totale Orientierungslosigkeit zutage tritt. Die restlichen Horizonte bedrohen nur partiell. Dieser Zusammenhang wird später klarer, wenn wir von den Antrieb- und Bremskräften der einzelnen Horizonte sprechen.

Schon die erste Handlung der Sozietät, die Prägung der Beschaffenheit von dem befruchteten Ei, aus welchem dann das menschliche Individuum entsteht, trägt diese Spannung in sich. Vater und Mutter begegnen sich in der Entstehung des Kindes auf der sozialen Ebene mit all ihren Normen, Spannungen, wirtschaftlichen und sonstigen Nöten. Auf der Ebene des Körperlichen tragen sie nur das zum organischen Ausbau des Körpers des Kindes bei, was zur Linderung der sozialen Spannung erforderlich ist; d.h. was ihr eigenes Wesen als Körper gelernt hat, um mit solchen Spannungen umzugehen. Das Kind trägt daher dieses elterliche Erbe – Prakṛti – bereits in sich, wenn es auf die Welt kommt.[27] Prakṛti ist das, was im menschlichen Individuum in Sorge um sein eigenes Dasein handelt. Vor dem Handeln wägt es sogar den Horizont der Handlung ab, um die eigene Handlungskompetenz nicht zu verlieren. Die Handlung weist daher dann und nur dann auf die Prakṛti des Menschen hin, wenn sie sich in Sorge um sein Dasein, d.h. in Leiden und Schmerz vollzieht. Da Krankheit eine solche Situation des Handelnden ist, findet sich kein besserer Zeitpunkt für die Analyse der Prakṛti als während einer Erkrankung.

Dort kann der Mensch in der echten Verunsicherung wirklich erfahren, um was es seinem Körper in der Sorge um sein Dasein geht und die Schleier der Unwissenheit lüften. Doch durch die künstliche Verunsicherung in Gruppenspielen kann auch eine Situation herbeigeführt werden, die ihm die Augen öffnen könnte.

Die Prakṛti-Analyse ist ein wesentlicher Teil der Diagnose in Āyurveda. Für den, der dies verstanden hat, ergibt sich die Therapieform dann von selber.

Rekapitulation III

1. Die von uns entwickelten āyurvedischen Gruppenspiele wollen die Urhorizonte oder Handlungsbühnen der Gruppenmitglieder zum Vorschein bringen, um ihnen ihre Unwissenheit über die Bedeutung dieser Handlungshorizonte für ihr Wohlbefinden zu verdeutlichen.

2. Die Art, wie jedes Mitglied einer Gruppe reagiert, zeigt die Beschaffenheit seines jeweiligen Standorts im sozialen Körper an, d.h. ob es sich im Sattva-, Rajas-oder Tamas-Zustand befindet.

3. Wenn jedes Mitglied alle Bezugspunkte für die Beurteilung seiner Umwelt entzogen bekommt, fährt es die Handlungshorizonte, die seine Sinneserfahrung prägen, wie Bühnen aus, um für sich neue Bezugspunkte zu schaffen.

4. Handelt es wie die anderen Mitglieder, so bewegt es sich auf sie zu, in eine Konvergenz der Meinungen.

5. Solche Konvergenzen können durch *Sattva, Rajas oder Tamas* geleitet werden. Daher ist es wichtig, empirisch festzustellen, an welchen Körpermerkmalen man entscheiden kann, um welche dieser Eigenschaften des sozialen Zusammenhalts es geht.

6. Die Reaktionen, die durch eine *Sattva-Konvergenz* bei den Gruppenmitgliedern gezeigt werden, sind lebensbejahend, vertrauenerweckend und von Dauer, die durch *Rajas und Tamas* geprägten Konvergenzen sind *Krankheitsfallen.*

7. Für die Sozialmedizin und die Entstehung psychosomatischer Erkrankungen ist eine Prakṛti-Analyse von grosser Bedeutung.

Fußnoten zu Kapitel 3

[1] K.S. Sodhi: «Urteilsbildung im sozialen Kraftfeld», Göttingen 1953

[2] vgl. P.R. Hofstätter: «Gruppendynamik» – Kritik der Massenpsychologie. Hamburg 1972, S. 7 ff

[3] ebenda S. 14 bis 16

[4] vgl. R. Lobo: «Das Image des Yoga», in: Prana 1980, Jahrbuch für Yoga, Bern/München 1979, S. 156 bis 202 «Die Einzelperson im Yoga-Unterricht» – Gedanken anhand der Analysen von Tiefen-Interviews, Köln 1982, S. 83 bis 99 und Schriften des IPSG, erhältlich bei der Forschungsstelle für Yoga und Āyurveda, München: 1 GG 1 – Sprache und Körper, 1984

[5] Vgl. dazu ausführliche IPSG-Schriften: 2-GG-2/3, Individuelle Gesundheit – Soziale Verunsicherung. München 1985.

[6] Solche Betrachtungsweisen sind durch die feldtheoretischen Überlegungen, die schon K. Lewin anstellte, gerechtfertigt. (Vgl. K. Lewin: Feldtheorie. In: Werkausgabe Bd.4, Stuttgart 1982)

[7] Dies scheint die tiefere Bedeutung des Vergleichs zwischen menschlicher Prakṛti und der Natur der Tiere zu sein, wie sie bei Suśruta beschrieben steht. (Vgl. Suśruta Samhitā, Sārira-Sthānam IV, 57-68).

[8] Besonders bei den modernen Zivilisationskrankheiten ist die Beobachtung der Prodrome oder Vorzeichen wichtiger, als die der Symptome, da solche Krankheiten in der Mehrzahl der Fälle zum Tode führen. Die minutiöse Übertragung der prodromalen Zeichen solcher Krankheiten, wie sie von den Āyurvedisten beobachtet wurden, in die moderne Gesundheitsbildung, ist vielversprechend. Das Mādhava-Nidāna, übersetzt von G.J. Meulenbeldt, bietet sich dazu an. Leiden 1974.

[9] Wie sehr die Erfahrung der Zeit in Intervallen zum Bilden des Horizonts des Sehens beiträgt, hat E. Pöppel in seinem kleinen Buch «Grenzen des Bewußtseins», Stuttgart 1985, kürzlich sehr einleuchtend dargestellt.

[10] Die Betrachtung der Agni oder der zentralen Regulation der Funktionen des Körpers ist in Āyurveda der wesentlichste Bestandteil der Diagnose, die Behandlung ihrer Störungen der wesentlichste Bestandteil der Therapie. Vgl. dazu C. Dvarkanāth: Introduction to Kāyacikitsā, Bombay 1959.

[11] Es wird auffallen, daß wir in dieser Übertragung der Bedeutung von Sattva, Rajas und Tamas in die moderne Szene einen weiten Bogen von K. Lewin zur modernen Chronobiologie geschlagen haben. Dabei haben wir auch die Kritik der modernen Gruppendynamik berücksichtigt, besonders in der Auseinandersetzung mit dem Begriff Gesellschaft. (Vgl. dazu: Gruppendynamik und der ‹subjektive Faktor›, repressive Entsublimierung oder politisierende Praxis. Hrsg. von K. Horn, 1973).

[12] Die psychoanalytische Richtung in der Gruppendynamik hat uns spätestens seit T. Brocher eindringlich ermahnt, diese Szenerie ernst zu nehmen. T. Brocher: Gruppendynamik und Erwachsenenbildung. Frankfurt a.M. 1977.

Kapitel 4

Raum und Zeit im menschlichen Körper

Zwei Aspekte der Zeit: Rhythmus und Ereignis

Erst in den letzten Jahren hat man in der modernen Medizin angefangen, die Zeit wieder zu einem Thema zu erklären. Diesmal jedoch geht es, ähnlich wie einst in Āyurveda, um die Betrachtung der Zeit des menschlichen Körpers und weniger um die Betrachtung des menschlichen Körpers in verschiedenen Zeitabläufen. Diese Problematik ist nicht zuletzt für die Raumfahrt von Bedeutung geworden. Hier entdeckt man das faszinierende Spiel verschiedener Systeme der Zeit; des Nervensystems, des Blutkreislaufsystems und vor allem des Stoffwechsels und der Verdauung. Es scheinen sich besonders zwei Aspekte des menschlichen Bewußtseins von Zeit herausgestellt zu haben:

- das Rhythmische
- das Ereignishafte [1]

Zum rhythmischen Aspekt der menschlichen Zeit zählen kosmische Naturabläufe, wie die Umkreisung der Sonne durch die Erde, die Jahreszeiten und der Mondumlauf, der den Monatszyklus bedingt.

Für die Sozialmedizin ist es heute weniger von Interesse, wie Menschen Verbindungen dieser kosmischen Abläufe mit den Arbeitsabläufen und Festen erstellen, als vielmehr die Auswirkungen solcher Synthesen auf den menschlichen Körper. Kalender und Uhren sind solche Synthesen. Sie üben einen Zwang aus, den manche Menschen so stark zur eigenen Sache machen, daß ihnen dieser wie ihre eigene Erfindung erscheint. Bei anderen dagegen scheint die Anpassung an Uhren und Terminkalender nicht so gut zu funktionieren. Sie zählen zu den «chronisch Unpünktlichen» und haben dauernd das Gefühl, unter Druck zu stehen.[2]

Der natürliche, rhythmische Ablauf hat allerdings nicht die Eigenschaften, welche die gesellschaftlichen Synthesen aufweisen: Wenn ich z.B. aufwache, weiß ich ohne Kalender nicht, welcher Tag heute ist, oder gar das heutige Datum. Doch mein Körper weiß genau, ob es Tag oder Nacht ist, ob ich träume, wache oder im Tiefschlaf versunken bin. Er weiß, was es heißt, mich in diesen Zuständen am Leben zu erhalten, auch dann, wenn ich die Orientierung verloren habe. Es scheint, als gäbe es in unserem Körper einen Ursprung seiner höchstpersönlichen Zeit, welcher für ihn sogar Zeit schafft. Diesen schöpferischen Ursprung rhythmischer Abläufe im Inneren nannten die antiken indischen Philosophen Ātman oder das Selbst, weil es durch sich selbst und nicht durch etwas anderes erklärt wird.[3]

Hier tritt der zweite Aspekt der Zeit in Erscheinung: die «Außen-Zeit»: Das Ereignishafte ist einmalig! Es wiederholt sich nicht in regelmäßigen Abständen wie das Rhythmische. Dadurch bekommt die Zeit für unser Bewußtsein eine Richtung. Erst dadurch gibt es Vergangenheit, Gegenwart und Zukunft. Allerdings immer in bezug auf den Betrachter: Ein Teil dessen, was für mich heute Zukunft ist, wird für den Menschen des Jahres 2000 Vergangenheit sein, ebenso wie auch in meiner Vergangenheit ein Teil der «Zukunft» meiner Eltern liegt.

Der menschliche Körper ist der Träger dieser beiden Aspekte der menschlichen Zeit. Er ist geheimnisvoller und von einer weiteren Horizontbreite und Tiefe als das bewußte Ich des Menschen. Es gehört daher eine gute Portion Naivität dazu, wenn man diesen Körper im Rausch der technischen Errungenschaften ignoriert und so für sich selber den Absturz in das ökologische Ungleichgewicht vorbereitet. Die Endstation ist die psychosomatische Erkrankung. Es ist aber nicht gesagt, daß uns unser Körper nicht vorher warnen würde. Āyurveda ist eine Schulung der Wahrnehmung solcher Warnungen.

Zwei Aspekte der Zeit

Im Körper des Menschen finden zwei Aspekte der Zeit ihren Niederschlag:

- Rhythmische, immer wiederkehrende Abläufe
  - Tag und Nacht,
  - Jahreszeiten,
  - Feste, Geburtstage usw.
- Einmalige Ereignisse
  - Naturkatastrophen,
  - Unfälle,
  - Glückliche Zufälle

Die Verbindung zwischen den rhythmischen und den ereignishaften Aspekten der menschlichen Zeit geschieht im schmerzregistrierenden und schmerzstillenden System des menschlichen Körpers.

Auswirkungen der Abläufe in Natur und Gesellschaft auf den Menschen

Es ist sinnvoll, den Körper des Menschen als eine Waage zu sehen, in der gesellschaftliche und Natur-Abläufe im Gleichgewicht gehalten werden. Durch die technische Entwicklung haben die Menschen dermaßen Macht über die Natur erhalten, daß es zu einem starken Ungleichgewicht gekommen ist. Wir sind heute in der Lage, die Nacht in Tag zu verwandeln und damit die Naturabläufe zur «Bedeutungslosigkeit» für den menschlichen Körper zu reduzieren. Unser System der Nachrichten-Übermittlung erzeugt elektromagnetische Felder, die ihrerseits die Empfindlichkeit des Körpers als Waage verstellen. Wenn von innerer Desynchronisierung die Rede ist, dann ist damit die Störung der Empfindlichkeit dieser Waage zwischen Gesellschaft und Natur gemeint.

Natur und Gesellschaft

In Āyurveda wird die Prakṛti eines Menschen als der Schnittpunkt zweier Prozesse gesehen:

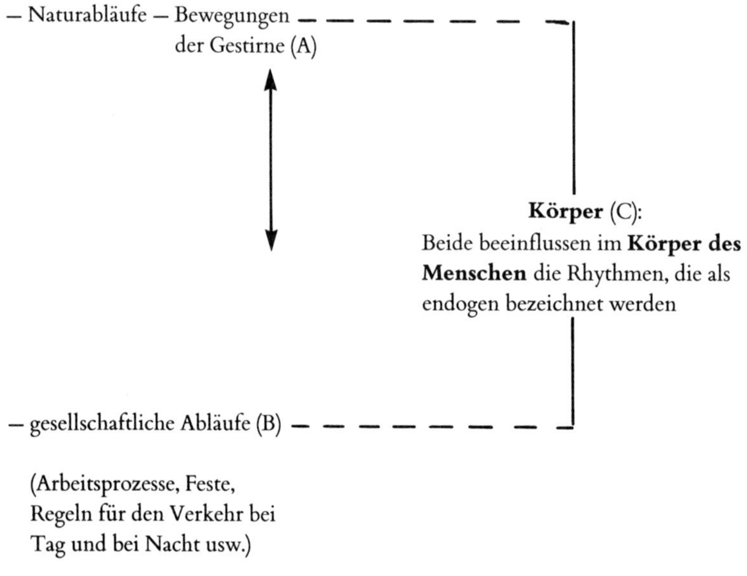

Die endogenen Rhythmen (C) können von Mensch zu Mensch stärker oder weniger stark beeinflußt werden durch die Erscheinungsform der jeweiligen Prakṛti.

Der Treffpunkt dieser beiden Abläufe liegt im Hypothalamus, im Zwischenhirn. Hier stellt der Körper zwei Uhren auf, um den rhythmischen Aspekt seiner Zeit zu regeln. Die eine Uhr überwacht den Tag-/Nacht-Rhythmus der Schwankungen in der Körpertemperatur, die andere Uhr überwacht den Schlaf-/Wach-Rhythmus unserer Körperaktivität und unserer Erholung. Naturabläufe haben einen stärkeren Einfluß auf den Temperatur-Rhythmus, gesellschaftliche Abläufe auf die Aktivität-Erholungsperiodik.

Wechselwirkung von Ablauf und Rhythmus
Natur-Abläufe haben einen stärkeren Zugriff zu den Temperatur-Rhythmen des Menschen.

Auf die Schlaf-/Wach-Rhythmen üben sie einen geringeren Einfluß aus. *(aber gesellschaftl. Abläufe)*

Bei gesellschaftlichen Prozessen ist das Gegenteil der Fall.

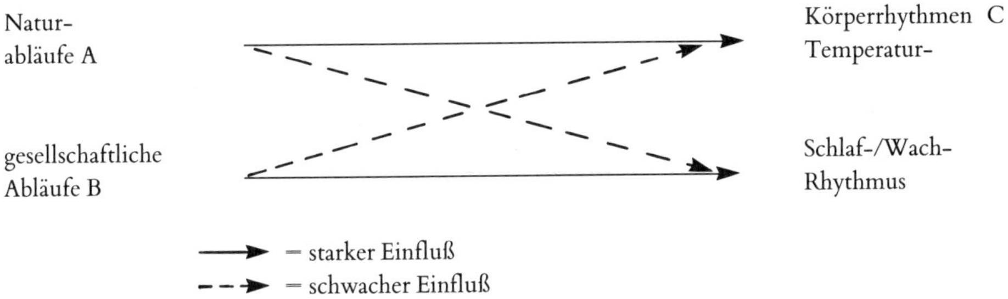

Vergegenwärtigen wir uns, daß zwei Aspekte menschlicher Zeit im Körper repräsentiert sind, so verstehen wir auch, daß Vergänglichkeit vom rhythmischen Ablauf her nicht verständlich ist. Ebensowenig das Immer-Wiederkehren vom Aspekt der Einmaligkeit her. Doch aus der Vermittlung zwischen beiden Aspekten entsteht menschliche Zeit und menschliche Sprache mit Beschreibungen von Situationen in der Vergangenheit, Gegenwart und in der Zukunft.

Vom Körper her ist der rhythmische Aspekt dem Hypothalamus zuzuteilen, das Einmalige und der Zufall den Empfangszellen der Sinnesorgane und die Vermittlungsfunktion dem schmerzregistrierenden und schmerzstillenden System, vornehmlich in den ältern Gehirnanteilen. Als Vermittler spielen hier die Formatio Reticularis, die Hippocampus- Region und die Mandelkerne im Gehirn eine sehr wichtige Rolle. Zum Ausdruck kommt diese Vermittlung in Form von Veränderungen des gewohnten rhythmischen Ablaufs. Heute werden solche Veränderungen als Reflexe bezeichnet. In Āyurveda werden sie als Vega oder Beschleunigung bezeichnet. Der normale Gang heißt Gati.[4]

Gati = normaler Gang
Vega = Beschleunigung / Veränderung des gewohnten rhyth. Ablaufs

Gati und Vega

Der verschiebbare Horizont Āyus macht sich im normalen Gang der verschiedenen Organe (Gehreflex, Pulsschlag, Schlaf-Wach-Rhythmus, Ess- und Ausscheidungsgewohnheiten, Aktivitäts- und Erholungsabläufen) bemerkbar. Dies nennt man die *Geschwindigkeit* oder *Gati des Lebens.* Ihre *Beschleunigung* durch situationsbedingte Veränderungen nennt man *Vega.*

Vega äußert sich als Reflex.

Die Reflexe des Körpers zeigen an, wie das lebende Subjekt versucht, sich im neuen, verschobenen Horizont zu orten.

Die Horizonte ermöglichen laut Āyurveda Elementar-Erfahrungen von:

– Raum,
– Luft,
– Feuer,
– Wasser,
– Erde

In diesen Erfahrungen leuchten sie auf, werden sie erfahrbar.

Das Ineinandergreifen der Kernrhythmen Temperatur- und Schlaf-/Wach-Rhythmus

In Einklang mit der āyurvedischen Terminologie ist es wichtig, die beiden Uhren als zwei *Feuer des Leibes* zu sehen:

– Die Temperatur-Regulation als *Mond-Feuer* des Körpers. Dies hat eine stärkere weibliche Komponente, da die Zyklen der Temperatur stärker mit dem Umlauf des Mondes um die Erde (24.8 Stunden-Tag) und dem Monatszyklus des Wachsens und des Abnehmens, vom Vollmond bis zum Neumond, gekoppelt sind.
– Der Schlaf-Wach-Rhythmus als *Sonnen-Feuer* des Körpers. Hier spielen die Jahreszeiten eine wesentliche Rolle. Die Länge des Tageslichts variiert im Sommer und im Winter, je weiter weg man vom Äquator wohnt. Demnach ist im Sommer das Sonnen-Feuer im Körper stärker als das Mond-Feuer, und im Winter verhält es sich durch die stärkere männliche Komponente umgekehrt.

Wenn gesellschaftliche Prozesse einen stärkeren Einfluß auf den Schlaf-/Wach-Rhythmus haben, so bedeutet das, daß sie in der Lage sind, die Schwankungen der Licht-Dunkel-Verhältnisse im Jahr zugunsten des Sommers zu verschieben. Die Konsequenz daraus ist die Verkürzung der Erholungszeiten und das Zurückdrängen der Dominanz des Mond-Feuers in diesen Phasen. Die Körper-Waage wird dadurch gestört. Doch in welche Richtung sie ausschlagen wird, kann man nicht von vornherein sagen.[5]

In Āyurveda teilt man die gesellschaftlichen Prozesse zu den Begriffen *Sattva, Rajas* und *Tamas*, die natürlichen zu den Begriffen *Raum, Luft, Feuer, Wasser, Erde.*

Auf der Tabelle 4.1 sieht man die Waage in der Mitte zwischen dem Sonnen-Feuer links und dem Mond-Feuer rechts. Da es sich um zwei Feuer handelt, die sich jeweils durch vier weitere «Elemente» am Leben erhalten, gibt es vier Hauptkombinationen von Störungen und eine Reihe von sekundären Kombinationen, die sich darauf zurückführen lassen:

– zuviel Sonnen-Antrieb mit zu starker Mond-Bremse
– zuviel Sonnen-Antrieb mit zu schwacher Mond-Bremse
– zuviel Mond-Antrieb mit zu starker Sonnen-Bremse
– zuviel Mond-Antrieb mit zu schwacher Sonnen-Bremse

Da wir dem Mond die weibliche Komponente und der Sonne die männliche zugeordnet haben, können wir uns vorstellen, daß sich solche Kombinationen auch in der zwischenmenschlichen Begegnung und damit auch in den Emotionen niederschlagen könnten. Das ist in Einklang mit āyurvedischem Gedankengut vom echten Stamm.

Sonnen-Antrieb	Sozialer Sog	Mond-Bremse
Raum (Ākāśa)	Sattva ◄——► Tamas	Erde (Pṛthvi)
Luft (Vāyu)	Rajas ◄——► Sattva / Tamas	Wasser (Jala)
Feuer (Agni)	Rajas / Sattva ◄——► Sattva / Rajas	Feuer (Agni)
Wasser (Jala)	Sattva / Tamas ◄——► Rajas	Luft (Vāyu)
Erde (Pṛthvi)	Tamas ◄——► Sattva	Raum (Ākāśa)
Mond-Antrieb		Sonnen-Bremse

Emotionen als Ergebnis der Verbindung von Rhythmus und Ereignis

Im Zusammenhang mit dem gesellschaftlichen Einfluß auf die innerkörperlichen Aspekte der Zeit müssen wir auch zwei Aspekte der *Wir-Funktion in der Kommunikation* zwischen den Menschen unterscheiden:

– die phasischen Veränderungen des sozialen Sogs in den Annäherungs- und Ablehnungs-Abschnitten des Zusammenlebens. Solche phasische Veränderungen sind nicht nur in der Politik oder in der Wirtschaft zu beobachten.

– das Gedächtnis, in welchem die Erinnerungen an einmalig erlebte Situationen miteinander verknüpft werden.[6]

Die Emotionen von Menschen sind das Ergebnis der Vermittlung zwischen diesen beiden Wir-Funktionen in der Person des Einzelnen. Die individuelle Art des Menschen im Umgang mit diesen beiden zwischenmenschlichen Funktionen der Kommunikation ermöglicht ihm die Bewältigung vor allem der Krisen-Situationen seines Lebens. Darin äußert sich die Prakṛti des Menschen.

Schon die Geburt ist eine solche Krisensituation, gekennzeichnet durch die Loslösung des Kindes von der Mutter und der Entwicklung selbständiger Kernrhythmen für Temperatur und Aktivität. Die Einschulung, die Pubertät, die Eheschließung, die Freigabe der eigenen erwachsenen Kinder, die Pensionierung und schließlich der Tod des Lebenspartners sind weitere Krisenpunkte, an welchen die Art der Bewältigung des Lebens der einzelnen Menschen zum Vorschein kommt.

Emotionen

Emotionen sind das Ergebnis der Koppelung rhythmischer Abläufe mit den einmaligen Aspekten des zeitlichen Geschehens. Sie sind dadurch in einer doppelten Wir-Funktion eingebettet:

– in der Wir-Funktion gesellschaftlicher Abläufe, die das Leben aller Mitglieder der Gesellschaf regulieren.

– in der Wir-Funktion der Sprache und der sonstigen Symbole, in welchen das Einmalige, das Ereignishafte Ausdruck findet.

Die Fähigkeit des einzelnen, Situationen emotional zu verarbeiten, zeigt den Grad seiner reibungslosen Kommunikation mit seinen Mitmenschen in diesen beiden Wir-Funktionen an.

Die Sinneserfahrung als Bremse und Antrieb des Menschen

In der Kommunikation des Menschen mit seiner Umwelt spielen seine Sinne eine wichtige Funktion:

Die Emotionen des Menschen sind eingebettet in seine Urerfahrungen mit der Umwelt. Auf diese Urbeziehungen seines Körpers zu Feuer, Wasser, Erde, Luft und Raum in den verschiedenen Qualitäten der Empfindungen greift er schließlich in verunsichernden Situationen zurück.

Krankheit entsteht durch

- ein Zuviel des Antriebs
- ein Zuviel der Bremswirkung

Die Präzisierung des Feldes und des Doṣas, in welchem die Krankheit ihren Ursprung hat, wird anhand der Symptomatik, die sich im Körper zeigt, vorgenommen. Zu beachten ist, daß in jedem Doṣa, ob als Antrieb oder als Bremse, Sattva vorhanden ist. Dort, wo soziale Zeitgeber den Tamas- und Rajas-Zustand erzeugen, ergeben sie im jeweiligen Feld die entsprechenden Störungen. Der Rajas-Zustand ist gekennzeichnet durch eine Wallung des Blutes, der Tamas-Zustand durch Verlust an Lebenslust.

Die folgenden Tabellen zeigen, wie gesellschaftliche Prozesse sich der Sinne bedienen können, um das latente Ungleichgewicht im Körper zu erzeugen, bzw. zu verstärken.[7]

Die āyurvedische Sicht

Dosa	Antrieb	Die Felder der Sinneserfahrung				Bremse	Dosa
		Handlungsfeld	Gegenspieler	Wahrnehmungsfeld	Gegenspieler		
Vāta	Raum (Sattva)	Stimme	Fuß	Ohr	Geruchssinn	Erde (Tamas)	Kapha
	Luft (Rajas)	Hand	Ausscheidungsorgane	Haut	Zunge	Wasser (Sattva/Rajas)	
Pitta	Feuer (Sattva/Rajas)	Geschlechtsorgane		Auge		Feuer (Sattva/Rajas)	Pitta
Kapha	Wasser (Sattva/Tamas)	Ausscheidungsorgane	Hand	Zunge	Haut	Luft (Rajas)	Vāta
	Erde (Tamas)	Fuß	Stimme	Geruchssinn	Ohr	Raum (Sattva)	

Die āyurvedische Sicht

Antrieb	Das Feld der Sinneserfahrung		Bremse
Der Horizont des **Raumes** ermöglicht die Entfaltung des Lebens. Er hebt die Eigenschaften: Weichheit, Leichtigkeit, Subtilität, Feinheit und die Fähigkeit zur Einheitsschau und Abstraktion von Details. Im **Sattva**-Zustand sind diese förderlich für die Entwicklung der beiden Felder:	**Die menschliche Sprache** Die menschliche Stimme ist als Organ im **abstrakten Raum** der Verständigung tätig. Doch sie bedient sich des Luftstroms und ist dadurch von den Organen der Atmung abhängig. Diese im Horizont **der Erde** eingebetteten Organe dienen ihr als Bremse. Vor allem ist es der **Riechapparat,** der unserer Sprache mitteilt, ob die entsprechende Atmosphäre für die Kommunikation gegeben ist.	**Das Hören** Das **menschliche Ohr** ortet sich als Organ im **Raum.** Die Wahrnehmungen des Labyrinth-Organs als Gleichgewichtsorgan im Innenohr werden über das Kleinhirn mit den Impulsen aus der Skelettmuskulatur des Körpers koordiniert. Sie sind vom Horizont der **Erde** angetrieben und bremsen durch ihre Konkretheit den abstrakten Höhenflug sprachlicher Betätigung.	**Der Horizont der Erde.** Auf diesen kann der soziale Raum gestaltend und zeitgebend durch Hervorhebung folgender Eigenschaften wirken: **Rauheit, Klarheit, Trägheit, Schwere, Härte, Stabilität** und **Grobheit.** Als Bremse sind diese Eigenschaften im **Tamas**-Zustand nicht förderlich für die Sinneserfahrung in beiden Feldern.

Erst in der Abstimmung zwischen Antrieb und Bremse ist der Mensch gesund

Die äyurvedische Sicht

Antrieb	Das Feld der Sinneserfahrung		Bremse
	Handlungsfeld	**Wahrnehmungsfeld**	
Der Horizont der **Erde** ist der Antrieb für die Sinnesfelder. Es sind die Eigenschaften: Schwere Reibung, Trockenheit Härte Trägheit Festigkeit Stabilität und Grobheit, welche dies ermöglichen. --- Da jedoch der Horizont der Erde eine Verwandtschaft zum **Tamas-Zustand** sozialer Zeitgeber hat, ist es wichtig, ihn durch mehr Raum für Kreativität von möglichen Fixierungen zu befreien.	Die Atmung und vor allem der in ihr eingebettete **Geruchsinn** sind entstanden aus der konkreten Erfahrung des Lebens mit der **Luft und der Erde,** nachdem es aus dem Wasser emporstieg. Durch diese Konkretheit schafft die Atmung auch eine Bremse für die Stimme und gibt ihr eine Idee von der Atmosphäre zwischenmenschlicher Kommunikation, in welcher sie sich befindet.	Die **Füße** des menschlichen Leibes sind die Organe, die den Menschen von einem Ort zum anderen tragen. Im Gegensatz zu den Vierfüßlern hat hier eine Differenzierung wie bei den Vögeln zwischen der oberen und der unteren Extremität stattgefunden. Die obere nahm den Horizont der Luft wahr, die untere den der Erde.	Der Horizont des **Raumes** ist die Bremse für die Bewegung der Füße. Ohne Orientierung durch einen konkreten Halt strauchelt er. Es sind vor allem die Eigenschaften des Raumes: Leichtigkeit Subtilität und Mangel an Festigkeit Halt und Konkretheit, welche dies ermöglichen. Im Sattva-Zustand, der eigentliche Zustand dieses Horizonts, befreien sie die Füße und die Atmung von Fixierungen.

Die āyurvedische Sicht

Antrieb	Das Feld der Sinneserfahrung		Bremse
	Handlungsfeld	**Wahrnehmungsfeld**	
Der **Horizont der Luft** wirkt antreibend durch die Eigenschaften: leicht, kratzend, Reibung verursachend, subtil, fein und kalt.	Die **menschliche Hand** konnte sich in ihrer heutigen Form erst durch die Entwicklung des Schultergürtels während des Lebens in den Bäumen entfalten. Sie war nötig, um sich an den Ästen halten und von einem zum anderen springen zu können. Die Wahrnehmung der Luft und der in ihr möglichen Bewegung treibt sie an. Ein Erstickungsgefühl der Bewegung der Luft im Leib verkrampft sie.	Die menschliche **Haut** ist sowohl Atmungsorgan als auch Organ der Wahrnehmung von sehr differenzierten Berührungsempfindungen. Als Atmungsorgan hat sie sich höchstwahrscheinlich am Übergang vom Leben im **Wasser** zum Leben auf dem Land und in der **Luft** entwickelt. Sie ist die Grenzfläche (vor allem als **Schleimhaut**) zwischen dem Innenleben in Wasser (**Wasserhaushalt des Leibes**) und der **Umwelt** in der **Luft**.	Der **Horizont von Wasser** schafft die nötige Bremse für den Antrieb durch die Luft. Sie tut dies im Sattva-Zustand durch die Eigenschaften: flüssig, viskös, träge, weich, schleimig, bewegt.
Im Krankheitsfalle unterstützt die **Kälte** das **Wasser,** die **Subtilität** und die **Leichtigkeit** den **Raum** und die **Rauheit** die Erde. Dieser Horizont steht daher kritisch immer im **Rajas-Zustand** und kann nur durch sorgfältige Übereinstimmung mit den anderen zur Gesundheit beitragen.			Die Eigenschaft **Kälte** ist keine Bremse für die Luft, und im **Tamas-Zustand** unterstützt sie sogar die **Luft** und schafft Krankheit.

Die āyurvedische Sicht

Antrieb	Das Feld der Sinneserfahrung		Bremse
	Handlungsfeld	**Wahrnehmungsfeld**	
Der **Horizont des Wassers** treibt hauptsächlich durch die Eigenschaften: flüssig viskös träge Kälte Weichheit Bewegtheit und Schleimigkeit im Sattva-Zustand an.	Die Organe der **Ausscheidung** sind wichtig für die Regulation der Konzentration der Substanzen in den **Flüssigkeiten** des Körpers. Während der Appetit und der Geschmack andeutet, wonach der Körper verlangt, um konstante Konzentrationen zu erhalten, sorgt die gute Ausscheidung für das Abtragen des Überflüssigen.	Die Zunge als Organ der Wahrnehmung des Geschmacks ist eingebettet im Horizont des Wassers. Ohne Wasser oder Speichel ist es unmöglich, hier etwas wahrzunehmen: Alle enzymatischen, hormonellen und nervlichen Regulationen des Verdauungstrakts benötigen Flüssigkeiten als Medium. Zuviel Flüssigkeit ist allerdings auch für sie eine Störung.	Die **Luft** mit ihren Eigenschaften: Austrocknung Leichtigkeit Reibungverursachend ist der Horizont dieser Erfahrung.
Im **Tamas-Zustand** ist es vor allem die Eigenschaft **Kälte,** die den Antrieb lähmt und dadurch die **Luft übermäßig** stark **bremsen läßt.** Die Luft verschafft sich ihrerseits Zugang zum Horizont des Feuers und kühlt ihn aus. Diese als Agnimāṇḍya bezeichnete Störung sehen die Āyurvedisten als eigentliche Ursache für die meisten Krankheiten an.			Ihre Eigenschaft **Kälte** kann jedoch **bei Störung** der zentralen Regulation **des Feuers** den ihr eigentümlichen Rajas-Zustand begünstigen und durch verschiedene Kombinationen mit Wasser, Raum und Erde oder sogar mit Feuer Krankheit verursachen.

Die āyurvedische Sicht

Antrieb	Das Feld der Sinneserfahrung		Bremse
	Handlungsfeld	**Wahrnehmungsfeld**	
Der **Horizont des Lichtes** ist auch Antrieb für die hier genannten Felder der Sinneswahrnehmung. Die subtilen Einflüsse der Sonne und des Mondes während der Jahres- und Monatsrhythmen wirken sich in den Eigenschaften: Wärme Schärfe Subtilität Leichtigkeit Rauheit Klarheit im Sattva-Zustand aus.	Die Geschlechtsorgane ermöglichen die Entstehung eines neuen Menschen. Sie sind eingebettet in tiefliegenden Rhythmen des Leibes, vor allem dem der Temperatur.	Das **Auge** steht direkt in Verbindung mit dem Zwischenhirn und damit mit den Uhren des Körpers, die unsere Tag-/Nacht-Rhythmen regulieren. Durch die Entwicklung des menschlichen Schädels und der Aufrichtung der Wirbelsäule bekam das Auge seine Funktion als wichtige Quelle der Information. Es ist eingebettet im Horizont des Lichtes, um die rhythmischen Veränderungen der Lichtverhältnisse bei Tag und in der Nacht sehr fein zu registrieren und das Innenleben unseres Körpers mit ihnen abzustimmen.	Der Horizont des **Feuers** wirkt auf das Auge als Bremse. Die Temperaturregulation des Körpers läßt sie wach werden oder schlafen. Es sind dieselben Eigenschaften wie beim Antrieb: Wärme Schärfe Subtilität Leichtigkeit Rauheit Klarheit Dies im Sattva-Zustand.
Auffallend ist hier, daß die Aktivität/Erholung des Handlungsfeldes sich desselben Horizonts bedient wie die Aktivität und Erholung im Wahrnehmungsfeld. Nur ist der Handlungsrhythmus ein anderer als der Wahrnehmungsrhythmus. Die Synchronisierung der beiden wird, wie wir sehen, zum wichtigsten Problem der Gesundheitsbildung in Āyurveda.			Im **Rajas-Zustand** schaffen die Eigenschaften **Subtilität, Leichtigkeit,** und **Rauheit** eine Verbindung zum Horizont der **Luft,** der durch seine Kälte störend auf das Feuer wirkt.

Rekapitulation IV

1. Der menschliche Körper erfährt Zeit auf zweierlei Weise:
– als Rhythmus – als Ereignis

2. Sowohl in der Erfahrung des Rhythmischen als auch des Ereignishaften, beeinflussen gesellschaftliche Prozesse innerkörperliche Vorgänge. Doch der Körper des Menschen sollte diesen Einfluß gegen den von natürlichen Abläufen abwägen können.

3. Heute hat die Natur einen stärkeren direkten Zugang zu den Schwankungen der Körpertemperatur, die Industrie-Gesellschaft zu den Schlaf-/Wach-Rhythmen. Doch wird der Einfluß der Natur durch das moderne Leben mehr als früher zurückgedrängt.

4. Das Ergebnis solcher Störungen des inneren Gleichgewichts ist in den Feldern der Sinneserfahrung zu spüren.

5. Diese Felder werden in Āyurveda in Gruppen von Spielern und Gegenspielern von Organen aufgeteilt. Diese haben entwicklungsgeschichtlich eine große Tragweite, weil sie durch die Auseinandersetzung des Lebens mit der Umwelt jeweils in verschiedenen Stadien entstanden sind. Während die Hand z.B. erst in der Auseinandersetzung mit der Luft entsteht, ist der Verdauungstrakt des Menschen viel älter und schon im Wasserstadium der Entwicklungsgeschichte des Tierlebens vorhanden.

6. Das Feuer des Leibes oder Hitze erzeugende Prozesse laufen auch auf zwei Schienen – als Aktivität-/Passivitäts-Rhythmen und als periodische Schwankungen der Temperatur.

7. Die Prakṛti-Analyse beschäftigt sich mit diesem ganzen Komplex des latenten inneren Ungleichgewichts, das als Doṣa bezeichnet wird.

Fußnoten zu Kapitel 4

[1] Vgl. dazu N. Elias: Über die Zeit, Arbeiten zur Wissenssoziologie II, Frankfurt a.M. 1984, und Die Zeit, Schriften der Carl-Friedrich-von-Siemens-Stiftung, Bd.6, München-Wien 1983, bes. S. 106 bis 132 aus dem Artikel von O.-J. Grüsser: Zeit und Gehirn.

[2] Vgl. dazu bes. H. Heimann: Zeitstrukturen in der Psychopathologie. In: Die Zeit. – Schriften der C.-F.-von-Siemens-Stiftung ebenda, S. 59 – 27.

[3] Vgl. dazu Schriften des IPSG: Das Selbst und der Körper. Erhältlich bei der Forschungsstelle für Yoga und Āyurveda, München, 1987.

[4] Die Bedeutung der Begriffe Gati und Vega ist sogar bei renommierten Übersetzern des Āyurveda für die westliche Medizin oft mißverständlich transferiert worden: C. Dwarkanath übersetzt Gati mit Weg und Vega mit Geschwindigkeit, meint aber den normalen Gang des Metabolismus und den veränderten Gang des Metabolismus, der eigentlich Beschleunigung bedeutet.
Vgl. Dwarkanath: Digestion and Metabolism, Calcutta 1967, S. 22, S. 194 - 196 und S. 301 – 325.

[5] Vgl. zu den Ergebnissen der chronobiologischen Forschung: R. Wever: The Circadian System of Man, Results of Experiments under Temporal Isolation. New York, Heidelberg, Berlin 1979.
Auch J. Aschoff/P. Knauth /J. Rutenfranz: Biologische Rhythmen in 13. Folge Psychobiologie, Funkkolleg. Beltz Verlag, Weinheim 1986.

[6] Vgl. dazu J. Kugler: Traum, Wunsch und Wirklichkeit, aus der Sicht der Neurophysiologie. Erhältlich bei der Forschungsstelle für Yoga und Āyurveda in München, 1987. IPSG-Schrift.

[7] Diese Tabellen sind als Auslegung des I. Kapitels des Śarīra Sthānam des Suśruta Samhitā zu verstehen. Näheres in den Schriften des IPSG-Lehrganges, unter dem Stichwort Kern-Praxis, 1985/86, erhältlich bei der Forschungsstelle für Yoga und Āyurveda in München.

Kapitel 5

Die Marmas in Āyurveda

Die Marma-Lehre des Suśruta

Der Verlust an Synchronisierung (das Zusammenspiel biologischer Rhythmen) ist für Āyurveda der Anfang von Verlust an Zusammenhalt und damit an Leben.

Unser Körper ist – so sagt Suśruta – mit Wach- und Warnposten, Marmas genannt (Sanskrit: Mṛ. – töten), ausgestattet, die uns vor dem Verlust an Kraft und Zeit rechtzeitig warnen.[1] Es ist selbstverständlich im Sinne einer guten ärztlichen Praxis und damit auch von Āyurveda, die Diagnostik vor die Therapie zu stellen. Suśruta machte die Lehre von den Marmas zum Kernstück seiner Abhandlung über die āyurvedische Medizin. Wir sollten daher auch erfahren, wie der Verlust an Kraft und Zeit sich jeweils spezifisch für die Art der Krankheitsbedrohung an den Mahnstellen in unserem Körper äußert. Würden wir unseren Blick dafür schärfen, so könnten wir die empfohlenen Diät-, Verhaltens- und Therapievorschläge der Āyurvedisten wesentlich leichter verstehen und sie auch sinnvoll auf unsere Verhältnisse in der modernen Welt übertragen und anwenden.

Adhipati der Herrscher oder das dritte Auge

Vor nicht allzulanger Zeit galt es als abwegig, die Lehre von den Marmas mit der modernen Physiologie in Zusammenhang zu bringen. Bei meinem Besuch in einer indischen āyurvedischen Universität im Jahre 1979 sagte mir ein Chirurg dort, daß er sehr viele Patienten operiert und dabei sogar am Kopf sicherlich alle Marmas durchschnitten hätte. Seine Patienten allerdings würden alle noch leben. Damit wollte er Suśrutas Lehre von den Marmas wie «mystisches Beiwerk der Antike» aus dem Āyurveda entfernen. Zu meinem Erstaunen stellte sich heraus, daß in Indien die Marma-Lehre in zunehmendem Maße in Vergessenheit geraten ist und daß ihr die frühere Untermauerung durch die Praxis fehlt. Vorurteile wie das von dem indischen Wissenschafter, die noch von der Physiologie des 19. Jahrhunderts geprägt sind, sollten daher nicht ernstgenommen werden.

Tatsache ist, daß die von Suśruta beschriebenen Marmas sich immer an Körperstellen befinden, an welchen das Zusammenspiel verschiedener Funktionen von eminenter Wichtigkeit ist.

Fangen wir mit den *zentralen Marmas* an, von denen *der wichtigste im Kopf* liegt. Diese Stelle schützt die Funktionen der Epiphyse, oder *Zirbeldrüse,* von der wir heute wissen, daß sie eine wesentliche Rolle im Zeiterleben unseres Körpers spielt: Die *Epiphyse* ist zuständig für die Erstellung des «Zeithormons Melatonin», das aus Serotonin unter Mitwirkung des Enzyms NAT (N – Acetyltransferase) und Acetyl –

Coenzym A synthetisiert wird. Diese Synthese erfolgt wiederum unter Impulsen, die von Noradrenalin-Rezeptoren im Körper (Beta-Rezeptoren werden sie genannt) ausgesendet werden. Die Impulse zur Erhöhung der Produktion von Melatonin erfolgen nachts, wenn es dunkel ist.[2]

Die Verstärkung der Licht-Intensität und ihrer Dauer verhindert die Produktion von Melatonin und die damit einhergehende Synchronisierung des Körpers. Man merkt diese Desynchronisierung an Schlafstörungen, Überreiztheit und an einem Mangel an Koordination.

Die Stelle des Kopfes, die entwicklungsgeschichtlich «das dritte Auge» der Tiere repräsentiert, wird in Āyurveda «Adhipati» oder «Herrscher» genannt. Die heutige Wissenschaft spricht von der Epiphyse als «internalisiertes» oder «nach innen gezogenes Drittes Auge».[3]

Das Zusammenspiel zwischen dem subjektiven Gefühl für den Einsatz von Aktivität oder Erholung und dem subjektiven Gefühl für den Rhythmus der Körpertemperatur, gestaltet sogar die Qualität der Bewußtseinszustände des Menschen, seine Wach- und Schlaf-Zustände. Um dies zu verdeutlichen, benützte man in der Antike das Bild vom Herrscher, um die Funktion der Epiphyse im Leib zu verdeutlichen. Die Funktionen des Hypothalamus und der ihm untergeordneten Hypophyse wurden mit den Funktionen eines Statthalters (Sthapani) verglichen. Ist der Herrscher stark, so ist ihm der Statthalter ergeben. Der Herrscher kann in Ruhe schlafen und braucht keine Unruhen und Überraschungen zu fürchten.

Ist der Herrscher schwach, so hat er es ewig mit der Angst vor Unruhen und Überraschungen und damit auch mit Schlaflosigkeit zu tun.

Dieses Bild drückt deutlich aus, welche Vorstellung die āyurvedische Medizin von der Synchronisierung des Körpers hatte: Synchronisierung ist der Höhepunkt innerer Ordnung, die dafür sorgt, daß jedes Organ und vor allem der Hypothalamus nicht unter Spannung steht. Diese Spannung ist, wie wir wissen, Ergebnis des jeweiligen Standorts des Erlebenden im sozialen Raum und in der sozialen Zeit. Der sogenannte «Statthalter» (Sthapani – als Funktionskreis von Hypothalamus und Hypophyse – ist in dem sozialen Sog eingebettet) legt bei Spannungen Verhaltensweisen an den Tag, die den Herrscher nicht ruhig schlafen lassen. Der Körper ist in Unordnung geraten!

Durch zuviel Antrieb in den Horizonten von Raum und Luft, ist eine Hyperaktivierung mit allen Anzeichen von Nervosität und einer «Überhitzung der Organe» zu fürchten. Die Produktion der Wärme wird nicht gebremst. Durch zuviel Antrieb in den Horizonten von Wasser und Erde ist die Empfindung von Kälte im Kopf nicht stark genug, um die entsprechende Wärme-Produktion anzutreiben.

Die wichtigsten Blutgefäße des Kopfes

Auf Seite 104 unten sind zwei Darstellungen des Adhipati-Marma an der Krone des Kopfes und des Sthapani-Marma in der Mitte der Stirn. Sie sind es, die in Zusammenhang mit den Funktionen der Epiphyse und dem Hypothalamus-Hypophysen-Kreis besonders wichtige Druck- und Schmerzstellen des Kopfes zeigen. In ihnen drückt sich die Koordination zwischen der linken und der rechten Hirnhemisphäre aus. Die Koordination zwischen den entwicklungsgeschichtlich älteren und den jüngeren Anteilen des Gehirns macht sich auch hier deutlich bemerkbar.

Die Bewegung des Kopfes ist allerdings von der Tätigkeit der Halswirbelsäule abhängig. Durch Tonus- oder Spannungsveränderungen in den verschiedenen Muskelschichten des Halses ist es dem Hypothalamus über die sogenannten sympathischen Nervenbahnen möglich, den Kopf und den Körper in eine kampf-, flucht- oder alarmbereite Haltung zu bringen. Auf ähnlichem Wege verursacht der Hypothalamus eine Entspannung der entsprechenden Muskeln über die sogenannte parasympathische Versorgung der Muskeln mit Nervenimpulsen.

Der soziale Sog auf den Hypothalamus ist ausschlaggebend für Spannung oder Entspannung und damit auch für die Haltung des Kopfes. Man muß bedenken, daß die tieferliegenden, älteren Schichten der Muskulatur des Halses und des Kopfes aus früheren Stadien unserer Entwicklungsgeschichte stammen, in welchen sich das Leben im wesentlichen im Wasser abgespielt hat. Die jüngeren dagegen wurden für das Leben auf dem Land und in der Luft entwickelt. Zu starker Antrieb in den Horizonten von Luft und Raum bedeutet demnach eine Verstärkung der Aktivität der jüngeren auf Kosten der älteren Schichten.

Die älteren Schichten der Muskulatur liegen in der Tiefe des Körpers und stehen stärker in Verbindung mit der Regulation des Wasserhaushalts als die jüngeren. Sie sind auch für die differenzierten Bewegungen einzelner Wirbelkörper gegen einander zuständig, während die jüngeren mehrere Wirbelkörper zusammengebündelt mit dem Schultergürtel und den Armen verbinden.[4]

Der Konflikt zwischen diesen beiden Schichten der Muskulatur macht sich dementsprechend in den Behinderungen der Kopfbewegungen bemerkbar. Man kann sich denken, daß immer dort, wo sich die Arme entspannen können, die Antriebsspannung oder die Antriebsarmut der tieferliegenden Muskelschicht des Halses bemerkbar machen wird. In beiden Fällen ist das mit dem Blutdruck in den Blutgefäßen des Halses gekoppelt, mit der Atemfrequenz und der Atmungsqualität. Die Haltung des Kopfes, ob nach vorne gebeugt (Inklinationsstellung) oder nach hinten in den Nacken gekippt (Reklinationsstellung), hängt auch mit der Durchblutung des Kopfes zusammen. Hier spielen die Blutgefäße des Halses eine wichtige regulierende Funktion.[5]

Auf Seite 106 sind die drei Hauptschlagadern und ihre korrespondierenden Venen jeweils in Inklinations-, Reklinations- und in normaler, senkrechter Haltung abgebildet. Es läßt sich denken, daß die Synchronisierung den Ausgleich der Funktionen der Gehirnanteile voraussetzt, die durch die vordere Halsschlagader (Carotis Externa) und die hintere (Arteria Vertebralis) versorgt werden. Es sind die Funktionen der jüngeren Sinnesfelder – Augen, Ohren, Haut, Hände und Sprache –, die sich mit den vegetativen Funktionen der älteren Sinnesfelder – Geschmack, Geruch, Bewegung, Ausscheidung und geschlechtliche Begegnung – in Einklang befinden sollten. Im Sinus zwischen der Carotis Externa und der Carotis Interna liegt das kleine Organ Glomus Caroticum, das als wichtiger Fühler für den Teildruck des Sauerstoffs im Blut funktioniert, während die Fühler für den Teildruck des Kohlendioxids im Blut, im IV-Ventrikel des Gehirns zu finden sind. Dieses IV-Ventrikel steht damit seinerseits eingebettet zwischen jenen Teilen des Gehirns, die von der Carotis Interna und der Arteria Vertebralis versorgt werden.[6]

Durch diesen Zusammenhang allein sind die für die Diagnose wichtigen Ausfallserscheinungen und Störungen des Normallaufs im Krankheitsfall zu erklären. Die Aktivität eines Teils des Gehirns ist durch eine besondere Durchblutung dieser Zone gekennzeichnet. Das bedeutet, daß jene Zentren des Gehirns, die unter Dauerbelastung stehen, besondere Ansprüche an die Blutversorgung und damit auch an die Blutgefäße stellen, während andere Teile, die nicht benützt werden, unterversorgt bleiben. Einseitiges Verhalten hinterläßt damit seine Spuren im Blutgefäß-Netz und wahrscheinlich darauf aufbauend in den Muskeln, Knochen und Gelenken des Halses und des Kopfes.

Das Ziel aller ostasiatischen Meditations-Techniken ist es daher seit der Antike, immer für eine gleichmäßige und ausgeglichene Versorgung aller Hirnteile zu sorgen. Höhepunkt der Meditation sollte der besondere Zustand der Synchronisierung sein, der von einem sehr ruhigen, ausgeglichenen und satten Gefühl begleitet wird. Ein solcher Zustand kennzeichnet die «Souveränität des Herrschers» (Adhipati) über dem Statthalter (Sthapani) und anderen Organen.[7]

Die Carotis Externa (äußere Kopfschlagader), die Carotis Interna (innere Kopfschlagader) und die Arteria Vertebralis sowie die drei korrespondierenden Venen auf beiden Seiten des Halses, die als Nīlas (gemeint sind die blauen Venen), Dhamanis (Arterien) und Matṛkās (Abzweigungen von den Hauptadern) bezeichnet werden, sind die wichtigsten Blutgefäßmarmas des Halses.

Merkmale der Störungen in der Synchronisierung

Es ist bekannt, daß die Kopfschlagadern im Halsabschnitt auch besonders wichtige Druckrezeptoren oder Sinneszellen für die Feststellung des Blutdrucks im Gefäßnetz besitzen. Sie werden Barorezeptoren genannt. Werden die Halsschlagadern unter Druck gesetzt, so erhöht sich der Blutdruck und die Pump-Frequenz des Herzens. Die Erhöhung des Drucks auf die Halsschlagader kann durch erhöhte Tätigkeit der Augen, der Ohren, der Stimme, der Hände und der Haut entstehen. Dies erfolgt dadurch, daß diese Sinnesfelder die oberflächlichen Muskeln des Halses, vornehmlich die Trapezmuskeln und den Kopfnicker, zur Anspannung antreiben und auch den Tonus in den Muskeln der Blut-Gefäßwände durch vermehrte Serotonin-Wirkung erhöhen. Serotonin ist, wie wir wissen, im Bereich des Hypothalamus jene Überträger-Substanz, die Kälte registriert und die den Leib zur Produktion von Wärme durch Aktivität antreibt.[8]

Die mit erhöhter Aktivität gekoppelte Spannung, ausgelöst durch die sympathischen Nervenbahnen, macht sich in den Feldern der Sinneserfahrung bemerkbar.

Eine Zunahme an Austrocknung, Bewegung, Rauheit und Kälte-Empfindung wird verspürt, verbunden mit einer Straffung der oberflächlichen Muskelschichten auf Kosten der tieferliegenden Schichten.

Durch diese Spannung werden die Sinnesfelder der Stimme, des Hörens, der Berührung und der Handlung besonders durch Reibung (Rauheit) und Trockenheit befallen. Die sogenannten Blutgefäß-Marmas der Sinnesorgane zeigen die Überaktivität durch verschiedene Merkmale an:

– die Nasenschleimhäute trocknen aus
– die Haut trocknet aus
– das Haar wird spröde und brüchig
– die Stimme rauh und gebrochen
– das Gehör überempfindlich
– die Bewegung der Hände hastig und unkontrolliert (das Kauen an den Fingernägeln ist auch ein Zeichen dafür)
– die Augen wirken matt und müde.

Auf der Abbildung Seite 107 sind die besonders wichtigen Marmas der Sinnesfelder im Bereich des Kopfes dargestellt. Wir können daraus ersehen, wie das Austrocknen der Nase durch Mangel an Benetzung der Schleimhäute (Wirkung parasympathischer nervlicher Regulation) parallel zu einer Spannung in den Augenmuskeln und der Abdrosselung der Produktion von Tränenflüssigkeit verläuft.

Die Blutgefäß-Marmas sind an Membranen aufgehängt, welche die verschiedenen Muskelschichten miteinander verbinden. Die Muskelschichten übertragen die Spannungen aus der Tiefe oder aus der Oberfläche auf die Blutgefäße, und diese reagieren entsprechend. Das können sie, weil sie mit einer dreifachen Schicht ausgestattet sind:

– einer Intima oder innersten Schicht, die mit subtilen Empfängern für die chemischen Veränderungen im Blut (Chemorezeptoren) ausgestattet ist. Sie reagiert auf die durch emotionale Regungen durch das Zwischenhirn und die Hypophyse ausgelösten Hormone, die in die Blutbahnen geraten
– einer Oberflächen-Schicht – Adventitia genannt –, die aus Spannungen durch die Skelettmuskulatur reagiert. Diese äußere Schicht ist in der Hauptsache für die Aufnahme von Muskelspannungen, die in der Längs- oder Stoßrichtung des Blutflusses wirken, verantwortlich. Zwischen diesen beiden Schichten arbeitet
– die mittlere Schicht, die Media, die mit Ringmuskeln ausgestattet ist. Sie wirkt als Vermittler zwischen der inneren und der äußeren Schicht.[9]

Man muß sich das Blutkreislauf-System im Hinblick auf die Arbeit der Arterien und der Venen vorstellen, um die Bedeutung der Struktur der Gefäßwände im Zeiterleben des Menschen zu verstehen. Bei den Arterien kann der Druck im Innern des Gefäßes durch die Pumpleistung des Herzens verstärkt werden, bei den Venen wird er von außen durch die Skelettmuskulatur erhöht. Die großen Hohlvenen des Körpers sind reich an Längsmuskulatur, während die mittleren und kleinen Venen stärker mit Ringmuskeln ausgestattet sind. Diese üben eine Art Reservoir- Funktion aus. Durch Weitung ihres Durchmessers erlauben sie eine stärkere Speicherung des Blutes, durch die Verengung ihres Umkreises eine bessere Abgabe des Blutes in die großen Hohlvenen, die zum Herzen führen.

Hyperaktivität, die als Ausdruck einer inneren Desynchronisierung im Körper auftritt, macht sich im Gefäßnetz als Mangel an Spannung in den Arterien bemerkbar. Es ist, als ob das Herz müde wäre und schlafen wollte. Das Blut trägt diesbezügliche Informationen über den Weg chemischer Veränderungen (Aktivierungssubstanzen) an die Empfänger (Chemorezeptoren) in der Innenwand der Blutgefäße heran. Diese würden auch gerne «schlafen» und erschlaffen.

Doch von der Skelettmuskulatur – angefeuert durch die schnelleitenden Nervenbahnen der Willkürmotorik – kommt der Impuls zum Wachsein, zur Erhöhung des Drucks im Gefäßnetz. Die Ringschicht versucht zwischen beiden Impulsen zu vermitteln. Das gelingt ihr im Bereich der Arterien weniger gut als im Bereich der Venen; durch eine aktive nervliche Versorgung der Ringschicht der Gefäßwand. Dies stellt einen komplexen Vorgang dar, in welchem einerseits eine sogenannte myogene (aus der Muskelschicht selber entstehende) Automatie, und andererseits eine übergeordnete Kontrolle dieser Automatie, durch die Freisetzung von Überträgerstoffen (durch das intramurale Nervensystem), erfolgen kann.

Unter myogener Automatie versteht man die spontan-rhythmischen Spannungsänderungen, welche die Ringschicht auch ohne Mitwirkung des intramuralen Nervensystems hervorrufen kann. Durch die Überträgersubstanzen, die vom intramuralen Nervensystem an die Gefäßwand gebracht werden, kann diese spontanrhythmische Spannungsveränderung gehemmt oder gefördert werden.[10]

Man sieht schon allein aus dieser Konstruktion, wie das innere Milieu mit dem Aussenmilieu des Körpers nicht nur abgestimmt wird: es scheint sich jeder grössere Regelkreis in kleinere aufzugliedern, welche die in der Makro-Anatomie in Erscheinung tretenden Bewegungen und Verhaltensweisen des Menschen bis in die Mikro-Anatomie der Gefäßwände und sogar bis in die Zellen weiterleiten. Alles geht buchstäblich «organisch» ineinander über.

Fragt man sich jedoch, warum die Blutgefäß-Marmas sich ausgerechnet an jenen von den Āyurvedisten angegebenen Stellen des Körpers befinden, so entdeckt man auch hier einiges, was sich mit modernen Theorien in Einklang bringen läßt. Alle Marmas scheinen Nahtstellen unserer Entwicklungsgeschichte zu markieren.

Wenn man an das Herz oder an die Nabelgegend denkt, so kann man sich leicht vorstellen, daß sie im Kreislauf des Embryos im Mutterleib eine andere Rolle spielen als im Leben des geborenen Kindes oder gar im Leben des Erwachsenen. Dies trifft nicht nur für diese beiden zentralen Blutgefäß-Marmas zu, sondern auch für die Halsschlagadern, das Adhipati-Marma (der Herrscher) und das Sthapani-Marma (der Statthalter) und alle anderen Marmas.

Die Halsschlagadern bilden in der Embryonal-Zeit einen Schlauch mit vielen Verzweigungen. Dies scheint noch an das Stadium unserer phylogenetischen Entwicklungsgeschichte zu erinnern, in welchem diese Blutgefäße mit Kiemen, ähnlich wie bei den Fischen, in Verbindung standen, um an Sauerstoff aus dem Wasser heranzukommen. Auf dem Land und in der Luft baut sich dieses Gebilde um, damit eine neue Art der Kommunikation mit der Lunge zustande kommen kann. Der entscheidende Punkt bei dieser Entwicklung der Organe und der Blutgefäße, die sie versorgen, scheint das Organ Blut selber zu sein. Das Blut ist nämlich in der Lage, sich sowohl auf die Kommunikation mit der Luft, d.h. mit einer trockenen, rauhen, leichten Umgebung des Körpers, auseinanderzusetzen, als auch mit dem Wasser, d.h. mit einer nassen, schweren und wenig festen Umgebung. Das Blut kommuniziert jeweils mit einer solchen Umgebung durch die Veränderung seiner eigenen Zähflüssigkeit, seines elektrischen Feldes und seiner durch die Hormone geprägten Zusammensetzung.

Durch die Substanzen, die in das Blut abgegeben werden, bekommt es von allen Teilen des Körpers seine Informationen. Hormone, Abbauprodukte und Nährsubstanzen, werden auf diese Weise hin und her transportiert. Es sieht aus, als ob dieser Verkehr im Leib durch Wetterstationen (Blutgefäß-Marmas) an Orten geregelt würde, wo der Körper sich an die Umbauten erinnert, die er selber vorgenommen hatte, um sich der Umgebung anzupassen.

Sollten daher die *«Wetterstationen»* (Blutgefäß-Marmas) (Abbildung auf Seite 111) signalisieren, daß die Umgebung des Körpers bald Wasser sein wird, so stellt sich das Blut auf diese Umgebung ein, indem es, ähnlich wie in der Embryonal-Zeit, eine Versorgung des Körpers trotz Mangel an Sauerstoff vorzunehmen versucht. Die Halsschlagadern reagieren besonders empfindlich darauf. Sie versuchen nun, ihre durch die Entwicklungsgeschichte erworbenen Regulationsmechanismen einzuschalten und geben Impulse zur Veränderung der Herzfrequenz und des Blutdrucks an das Gehirn und das Herz ab. Sollte der Mensch diese Signale seines Körpers jedoch ignorieren und nach wie vor so tun, als ob er sich im strahlenden Sonnenschein auf trockenem Land befinden würde, in vollem Besitz seiner Kraft und unter voller Ausnützung des Sauerstoffs der Luft, so kommt es im Blut gerade an den «Wetterstationen» oder Blutgefäß-Marmas zum Widerstreit der Meinungen.

Es ist daher veständlich, daß das Gefäßnetz besonderen Spannungen ausgesetzt wird, die auf Dauer zu Cardio-Vaskulären oder Herzkreislauf-Erkrankungen wie essentiellem Bluthochdruck und Herzinfarkt führen können.[11] Hier dürfte auch die Antwort auf die vieldiskutierte Frage nach der Ursache für die moderne Seuche Herzinfarkt zu suchen sein.

Dennoch bleibt die Frage nach der Spezifität der sozialen Spannung für die Entstehung gerade dieser und keiner anderen Krankheit bestehen.[12]. Diese Frage kann beantwortet werden, wenn man bedenkt, daß die Einmaligkeit des Menschen im sozialen Raum und in der sozialen Zeit eben auch durch viele soziale Beziehungen bedingt ist.

Der Ort und die Zeit höchster Spannung ist beim einzelnen errechenbar. Errechenbar ist demnach auch der Angriff der Krankheit. Um diese abzuwehren, kann man entweder die eigene *Widerstandsfähigkeit stärken oder dafür sorgen, daß die soziale Spannung abgebaut wird.* Die *āyurvedische Therapie* richtet ihr Augenmerk daher *sowohl auf die Ernährung (Āhāra) als auch auf das Verhalten (Vihāra) des Leidenden.* Im nächsten Kapitel werden wir uns den Grundprinzipien der Therapie widmen.

Die Gelenke des Körpers sowie des Kopfes und ihre Marmas

Auf den Abbildungen der Seite 112 sind die Gelenk-Marmas unseres Körpers dargestellt. Sie zeigen an, wie die Lebenskraft sich auf Spannungsbögen im Körper verteilt, die einander in synchronem, gut koordiniertem gesundem Zustand im Gleichgewicht halten. Dort jedoch, wo unser Körper in einen Zustand der Desynchronisierung verfällt, ist dieses Gleichgewicht in den Spannungsbögen nicht zu spüren. Es sind eine Reihe von Störungen, die sich in den Gelenk-Marmas unseres Körpers bemerkbar machen. Steifheit ist meist das Ergebnis der Austrocknung durch ein Zuviel des Antriebs des Wasser-Horizonts. Auf dieser Ebene der Desynchronisierung kann uns die Krankheit leicht überwältigen. Was sich dann in den Symptomen der Krankheit äussert, ist das Ergebnis des Angriffs an der schwächsten Stelle unseres Körpers, die durch die Desynchronisierung verursacht wurde. Wenn z.B. ein Fieber sich in Gelenkschwere äußert, so ist dies das Ergebnis einer verlorenen Schlacht zwischen dem geschwächten Körper und der Krankheit. Die Schwäche hatte sich aber durch Vorzeichen im Körper gemeldet, die jedoch nicht ernst genommen wurden.

Wir wollen uns in diesem Buch nicht mit den unmittelbaren Vorzeichen vor einem Krankheitsausbruch beschäftigen. Vielmehr wollen wir hier krankmachende Verhaltensweisen ansehen, die wir unter normalen Umständen nicht als solche erkennen.

Um das Ineinandergreifen von Blutgefäßen, Muskeln, Knochen und Gelenken verständlich zu machen, wollen wir wiederum den Geh- oder Laufvorgang bemühen. Diese einfache Bewegung soll im Prinzip verdeutlichen, wie der in den vorhergehenden Kapiteln beschriebene, krankmachende soziale Sog sich in den verschiedenen Systemen und Organen unseres Körpers äußert, ohne daß wir diese Äußerungen wahrnehmen. Die weiteren Gruppenspiele, die wir beschreiben werden, sollen zeigen, wie die Krankheitsfallen Rajas und Tamas über den Tätigkeiten der Organe unseres Körpers zuschnappen, bevor wir es wahrnehmen.

Wir werden in der Darstellung unserer Gruppenspiele die Funktionen des Herz-Kreislauf-Systems und damit unsere Emotionalität in Beziehung zu den Funktionen der Beine und des Rumpfes setzen, die wir benötigen, um uns von einem Ort zum andern zu bewegen.

Wir werden dabei die Muskeln, Knochen und Gelenke, die für die Geradeaus-Bewegung in Anspruch genommen werden, in der einen Bewegung besonders betonen und die Muskeln, Knochen und Gelenke, welche für die Drehbewegungen des Körpers nötig sind, in einer anderen Bewegung besonders beanspruchen. Die Abb. auf den Seiten 108, 109, 112 zeigen die Marmas der Gelenke, der Knochen und der Muskeln als Schnittpunkte dieser beiden Funktionen. Die Abbildung auf Seite 105 zeigt, wie die Schädelnähte unseres Kopfes den Kaudruck unserer Zähne registrieren. Dies hängt nicht zuletzt auch mit der senkrechten Haltung unseres Kopfes zur Wirbelsäule zusammen und wird durch das tragfähige Becken ermöglicht.

Die Abbildung auf Seite 110 zeigt die besonders wichtigen Sehnen-Marmas des Körpers in ihrer Auswirkung über die Kraftlinien, die zum Kopf führen. Diese Marmas signalisieren im Augenblick der Spannung oder der Entspannung durch spezifische Äußerungen das vorhandene, krankmachende Ungleichgewicht. Wir können hier nicht auf pathologische Äußerungen dieser Marmas zu sprechen kommen, da dies den Rahmen dieses Buches sprengen und unserer Absicht auch nicht gerecht würde: Āyurveda soll hier einen Beitrag zur Gesundheitsbildung heute leisten.

Die Hauptprobleme der Gesundheitsbildung in der zivilisierten Welt sind die Zivilisationskrankheiten, vornehmlich Herz-Kreislauf-Erkrankungen und Krebs. Die Ursachen dieser Erkrankungen scheinen im Gegensatz zu den Infektionskrankheiten nicht auf einen von außen her auf den Organismus wirkenden Faktor (Bakterie oder Virus) zurückführbar zu sein. Vielmehr scheint sich der Mensch, der an Krebs oder an Herz-Kreislauf-Erkrankungen leidet, durch sein Verhalten, das von der menschlichen Gemeinschaft, in der er lebt, bestimmt wird und sie wiederum mitbestimmt, selber in die Krankheit zu treiben. Hygienische Maßnahmen im modernen Sinn müssen ihn und die Gesellschaft, die er mitgestaltet, auf dieses krankmachende Spiel aufmerksam machen. Hierin liegt die Aufgabe des Āyurveda.

Hier hat auch Āyurveda sehr Wichtiges zu sagen. Auf vielen Gebieten ist die naturwissenschaftlich orientierte Medizin von Āyurveda nicht einzuholen, z.B. in der Bekämpfung von Infektionskrankheiten, der Chirurgie, der Mikrobiologie u.a. Doch auf dem Sektor der Sozialmedizin und der mit ihr eng verknüpften Gesundheitsbildung können wir durch Āyurveda sehr viel profitieren, wenn wir nur bereit sind, die richtige Übersetzung seiner Begrifflichkeit in unsere moderne Lebens- und Gesundheitsauffassung einzugliedern.

Die Körper-Marmas und ihre Funktionen im Bild

Die Bildfolge zeigt die Marmas des Körpers in ihren wichtigsten Funktionen, als Schnittpunkte beider Aspekte menschlicher Zeit (Rhythmus und Ereignis). Die Adhipati ist eine «zentrale Waage» zwischen gesellschaftlichen Prozessen und Naturabläufen. Das gleiche gilt auch für die Sthapani. Diese beiden Marmas am Schädel überwachen die Funktionen der Zirbeldrüse und des Hypothalamus. Sie vergleichen die Summe aller Gehirnprozesse, die von den Hauptschlagadern des Kopfes und den korrespondierenden Venen versorgt werden. Das Gleichgewicht zwischen dem Sympathikus und dem Parasympathikus ist ein weiterer wichtiger Aspekt, welchen eine Reihe von Marmas (vom Kopf und Körper) überwacht.

Die Bildfolge zeigt dieses Ineinandergreifen von zeitlichen Abläufen in den verschiedenen Geweben des Körpers. Zum Verständnis der einzelnen Bilder ist es wichtig, die Linie der sechs wichtigen zentralen Marmas ständig vor Augen zu haben, bevor man in die Detailbetrachtung geht.

Um diese zentrale Linie von der Krone des Kopfes bis zum Steißbein, gruppieren sich die einzelnen Funktionen der restlichen Marmas.

Die Schmerzen, welche in den einzelnen Marmas auftauchen, haben zwei Aspekte:

– einen zeitlichen

– einen von der Gewebsstruktur her bedingten.

Demnach sind fünf verschiedene zeitliche und fünf verschiedene Gewebekategorien angegeben und jedes Marma zu einer von diesen jeweils zugeteilt.

Die zentralen Marmas:

– das Adhipati-Marma oder die Überwachung der zentralen Waage zwischen gesellschaftlichen Prozessen und natürlichen Abläufen, an der Krone des Kopfes. (Abb. Seite 104, links unten)

– das Sthapani-Marma oder die Stelle in der Mitte der Stirn, welche das Ineinanderwirken von Körpertemperatur und den Schlaf-/Wachrhythmen des Körpers im Hypothalamus bewacht. (Abb. Seite 104, rechts unten)

– das Herz (Hṛdaya) oder das Organ, welches das Gleichgewicht zwischen gesellschaftlichen Prozessen und Naturabläufen im Blutkreislauf überwacht. (Abb. Seite 112)

– die Nabelgegend (Nābhi), welche das Gleichgewicht dieser Prozesse und Abläufe im Verdauungstrakt überwacht. (Abb. Seite 112)

– die Blase (Basti), welche über den Einfluß dieser Prozesse auf den innerkörperlichen Wasserhaushalt Auskunft gibt.

– der Enddarm und die Aftergegend (Guda), welche über den Ausgleich der Druckverhältnisse im Rumpf wachen. (Abb. Seite 109)

Die fünf zeitlichen Marmas sind:

– Sadyaprāṇahara-Marmas – oder solche, deren Verletzung einen sofortigen Verlust des Bewußtseins zeitigt

– Kālāntara-Marmas, solche, deren Verletzung ein langsames Herannahen des Todes fördert

– Vaikalyakara-Marmas, solche, deren Verletzung eine Deformierung lebenswichtiger Abläufe zeitigt

– Visályagna-Marmas, solche, die bei der Verletzung durch einen Fremdkörper die Übernahme dieses Fremdkörpers in die eigene Erfahrung der Zeit bewerkstelligen. Der Fremdzwang wird zum Eigenzwang, bis er von innen heraus überwunden wird.

– Rujakara-Marmas, solche, die bei Verletzung erhöhte Schmerzempfindlichkeit zeitigen.

Entsprechend der Gewebsstruktur werden die Marmas wiederum als

– Gelenk-Marmas

– Blutgefäß-Marmas

– Knochen-Marmas

– Muskel-Marmas und

– Marmas in den Sehnen und Bändern eingeteilt.

Die zwölf Śirā-Marmas in der Entwicklung des Menschen

Im Bild sieht man die beiden menschlichen Kopfschlagadern (innere und äussere) und ihre Gabelung im Halsbereich (rot). Im Nacken- und Hinterkopfbereich sieht man die Arteria Vertebralis (rot). Die Hauptvenen des Kopfes (blau) begleiten sie. Es sind damit auf der linken und auf der rechten Seite des Halses und des Kopfes je sechs Blutgefäße. Diese sind Sadyaprāṇahara-Marmas. Ihre Verletzung verursacht Bewußtlosigkeit. Wenn keine sofortige Hilfe erfolgt, ist

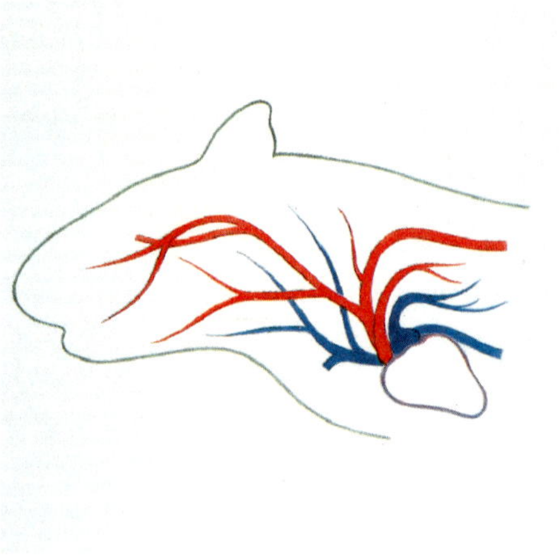

Schematische Darstellung der Blutgefäße des menschlichen Kopfes (Arterien rot, Venen blau) im Vergleich zum Gefäßsystem eines Vierfüßlers. Die Pumpleistung des Herzen gegen die Schwerkraft der Erde ist beim Menschen eine andere als bei den Säugetieren, das Gefäßnetz ist entsprechend auch komplexer gestaltet.

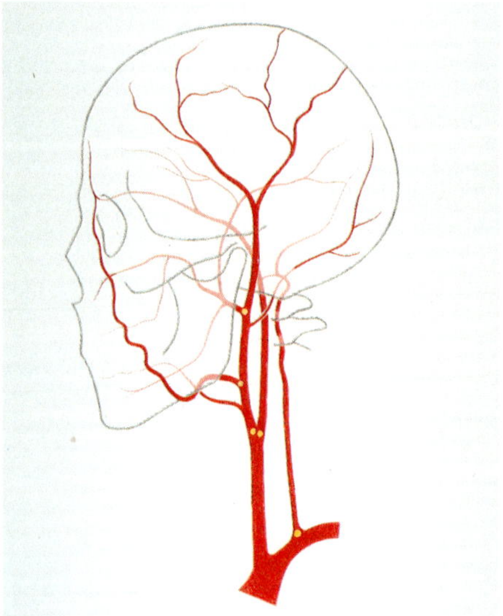

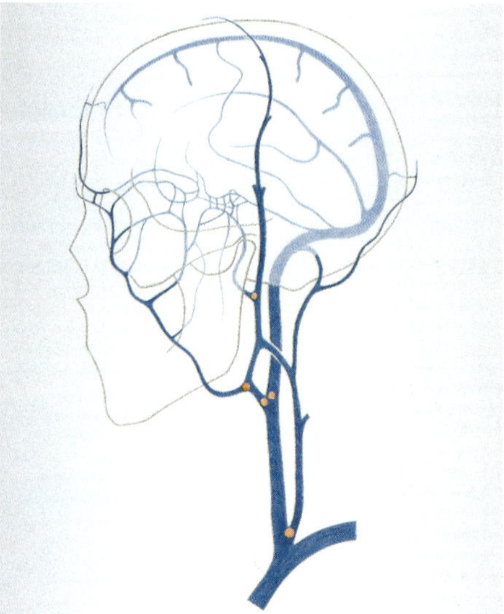

der Tod die Folge. Zwecks der Verdeutlichung der Funktion dieser Gefäße ist die Verbindung von Kopf und Herz zum Vergleich beim Vierfüßler auch gezeichnet. Man soll sich dabei vergegenwärtigen, daß die Haltung des Kopfes zur Wirbelsäule den Druck in den Halsschlagadern und in den Venen beeinflussen kann. Diese Haltung ist ihrerseits durch innere Prozesse des Gehirns beeinflußbar. Ein Ungleichgewicht der Gehirnprozesse, welches durch ein Auseinanderfallen von gesellschaftlichen Prozessen und Naturabläufen gezeitigt wird, äußert sich in einem veränderten Druck in den Blutgefäßen des Kopfes.

Die Blutgefäße des Halses vermögen Warnsignale auszusenden, weil sie im Laufe der Entwicklungsgeschichte des menschlichen Körpers Erfahrung im Umgang mit der Umwelt gemacht und gespeichert haben. Anhand dieser Erfahrungen haben sich ihre Form und ihre Funktion geändert. Wir sehen dies am Vergleich des Vierfüßler-Kopfes mit dem menschlichen Kopf. Interessanter dürfte der Vergleich mit Fischen sein, die im Halsbereich Kiemen besitzen. Die Erinnerung des Körpers an diese Entwicklungsstadien wird in Zeiten der Veränderung der Umweltbedingungen (Mangel an Sauerstoff usw.) wach.

Die Marmas von Kopf und Hals

Die wichtigsten Marmas des Schädels – Der Herrscher und sein Statthalter

An der Krone des Kopfes sieht man das *Adhipati*-Marma oder den «Herrscher». Es überwacht die zentrale Waage zwischen gesellschaftlichen Prozessen und Naturabläufen in der *Epiphyse* (Zirbeldrüse). Die Spirale, welche aus der Gegend der Epiphyse bis zur Krone des Kopfes fährt, soll verdeutlichen, wie der Wach- oder Schlafzustand Spannung oder Entspannung (in dieser Spirale) zur Aufrichtung bzw. Senkung des Kopfes verursacht. Das *Adhipati-Marma* ist ein *Gelenk-Marma.*

Im zweiten Bild sieht man das *Sthāpani-Marma* oder den «Statthalter». Dies ist ein *Blutgefäss-Marma.* Es befindet sich in der Mitte der Stirn und überwacht die Funktionen des *Hypothalamus* im Zwischenhirn-Bereich.

Während das *Adhipati-Marma* der *Sadyaprānahara-Kategorie* zugeordnet wird, nennt man das *Sthapani-Marma* ein *Viśalyagna-Marma,* d.h. eins, in welchem sich ein «Fremdkörper» einnisten kann. Im Hypothalamus ist das Eindringen des sozialen Zeitgebers als Fremdkörper möglich. Die Entkoppelung von ihm ist voller Gefahren, da man dadurch die Orientierung gänzlich verlieren kann.

Auf dem dritten Bild sehen wir zwei weitere Marmas gezeichnet. Diese zeigen die Ansatzstellen am Kopf, an welchen der Kaudruck auf den Schädel übertragen wird:

– In der Nähe des Ohres ist ein *Snāyu-* oder Bänder- und Sehnen-Marma gezeichnet. Dieses Marma wird *Vidhura* genannt und ist von der Vaikalyakara-Kategorie, d.h., bei Verletzung verändert es die Haltung des Kopfes zum Körper. — An der Schläfe ist eingezeichnet das Utkṣepa-Marma. Es wird auch als Snāyu-Marma oder Bänder- und Sehnen-Komplex angesehen. Es wird als Viśalyagna-Marma bezeichnet, da gewalttätige Fremdeinflüsse sich hier einnisten können. Diese müssen von innen heraus, wie bei einer Eiterung, überwunden und entfernt werden. Gemeint ist ein Prozess, in welchem eine gewaltige Spannung des Gewebes im Schläfenbereich, wie bei der Entstehung einer Eiterbeule schmerzhaft empfunden wird. Erst bei der Ueberwindung des inneren, bedrängenden Prozesses entsteht ein Wohlgefühl und Entspannung im Kopf.

In allen drei Bildern sollte man die Verteilung des Kaudrucks auf den Schädel im Verlauf der Linien von der Schädelbasis bis zur Krone beachten.

Schematische Darstellung der Entstehung des menschlichen Schädels. Er soll Schutz gegen Druck von oben, von der Seite und von unten (Kaudruck) bieten. Die Linien und Flächen zeigen an, wie dieser Druck durch die Gestaltung der Schädelnähte zu halb-elastischen Fugen an den Schnittpunkten der wichtigsten Momente aufgefangen wird. Diese Entwicklung des Schädels wurde durch den aufrechten Gang ermöglicht. Die Verinnerlichung der Funktionen des «Dritten Auges der älteren Tiere» im Bereich des Hypothalamus und der Zirbeldrüse (Epiphyse) wird durch die Nahtstellen Sthāpani (in der Mitte der Stirn) und Adhipati (an der Krone des Kopfes — Spitze des Kegels) dargestellt. Diese Stellen behalten die Erinnerung an jenen Prozeß bei.

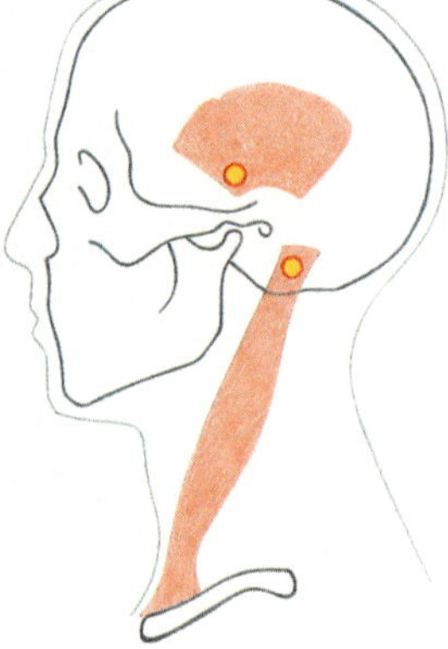

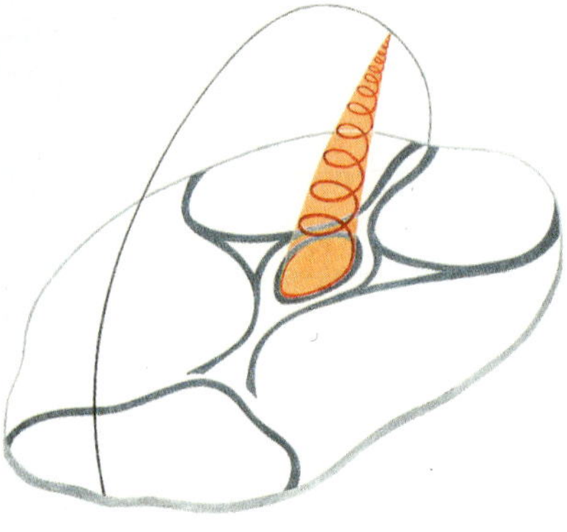

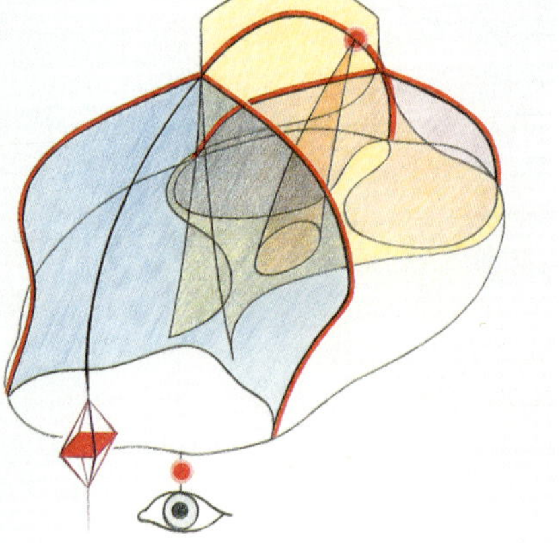

Die Schädelnähte als Gelenk-Marmas

Die Bilder zeigen, wie in den Schädelnähten des Kopfes der Kaudruck aus der Schädelbasis aufgefangen wird. Beachten wir die Spannungslinien an der Basis und wie diese sich auf die Krone übetragen. Der Kaudruck von den Seiten stösst die beiden Schädelhälften in der *Scheitelnaht* aufeinander; die Druck- und Zugwirkungen von vorne und hinten stossen die vordere und die hintere Hälfte des Kopfes in der *Quernaht,* die von Schläfe zu Schläfe verläuft, aufeinander. Die Übertragung der Bewegungen des Unterkiefers auf den Hinterkopf erfolgt einerseits von links und rechts und andererseits von unten und oben. Diese *Kopfnaht des Hirnhauptbeins* ist demnach oval bis rundlich gestaltet und in unserem Bild funktional wie ein Keil gezeichnet. Die *Simantas* oder *Schädelnähte* des Kopfes sind *Kālāntara-Marmas.* Bei ihrer Verletzung naht der Tod langsam heran, wenn nichts gegen seinen Einbruch getan wird.

Vergleichen wir diese Bilder mit Abb. Seite 103, um uns zu vergegenwärtigen, wie die Form des Schädels sich durch den aufrechten Gang verändert hat.

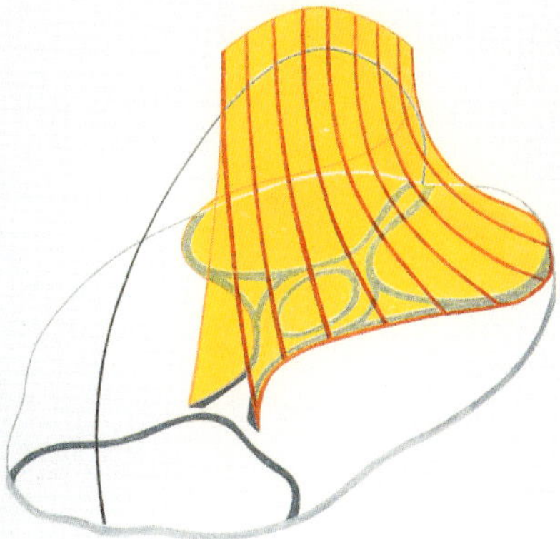

Die Simantas – oder Schädelnähte des Kopfes sind auch Gelenkmarmas. Die Bilder zeigen, wie in diesen Schädelnähten der Kaudruck aus der Schädelbasis aufgefangen wird.

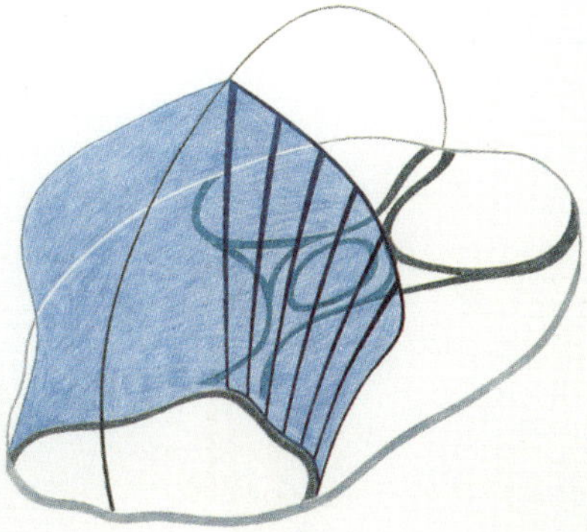

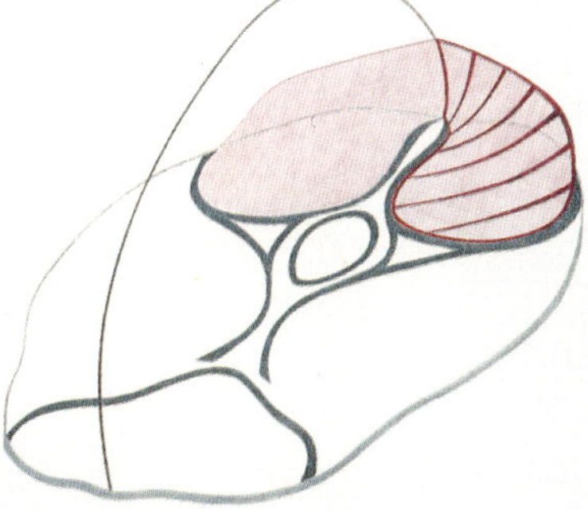

Die zwölf Śirā – Marmas des Halses

Die drei Hauptschlagadern des Kopfes und ihre wichtigsten Verzweigungen, sowie die Haupt-Venen und ihre wichtigsten Verzweiungen bilden den Komplex der als Sṛngāṭakas, Kaṇṭha-Śiras, Nīlas und Manyas bezeichneten Marmas. Die Nīlas und die Manyas sind die beiden Halsvenen auf beiden Seiten der Luftröhre, vorne und hinten. Diese sind als Vaikalyakara-Marmas bezeichnet. Sie deformieren das Zeitgefühl des Menschen. Alle anderen hier gezeichneten Marmas sind Sadyaprāṇahara-Marmas.

Die senkrechte Haltung des Kopfes zeigt die gleichmäßige Verteilung des Blutes an.

Das Bild unten links zeigt die Hauptschlagadern des Kopfes – Carotis Communis mit ihren beiden Zweigen Carotis Interna und Carotis Externa sowie der Arteria Vertebralis. Der Kopf ist in Inklinationsstellung gezeichnet, um zu zeigen, daß die Bewegung nach vorne die Carotis Externa knickt und dafür die Durchblutung der durch die Carotis Interna und die Arteria Vertebralis versorgten Gebiete fördert. Die Farbe der Carotis Externa ist daher blass-rosa statt dunkelrot. Die diese Arterien begleitenden Venen sind entsprechend auch blassblau oder tief-blau gefärbt.

Die Reklinationshaltung zeigt genau die umgekehrte Versorgung des Kopfes mit Blut, als in der ersten Abbildung. Selbstverständlich schalten sich eine Reihe von Regulationen ein, die entsprechend der jeweiligen Situation verhindern, dass die mechanische Bewegung des Kopfes allein seine Durchblutung beeinflusst. Diese sind die 12 wichtigen Blutgefäß-Marmas des Halses, 6 auf der linken und 6 auf der rechten Seite.

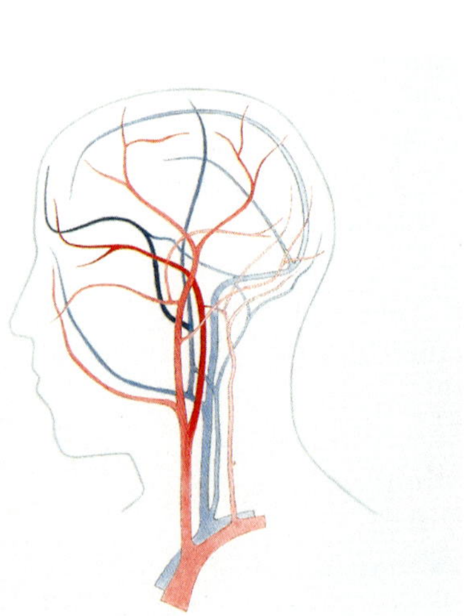

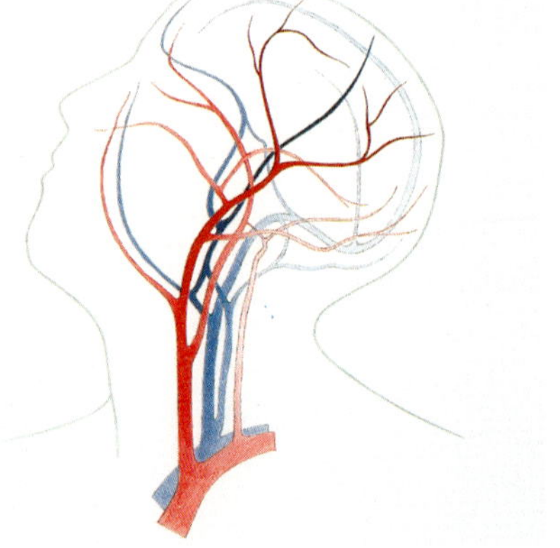

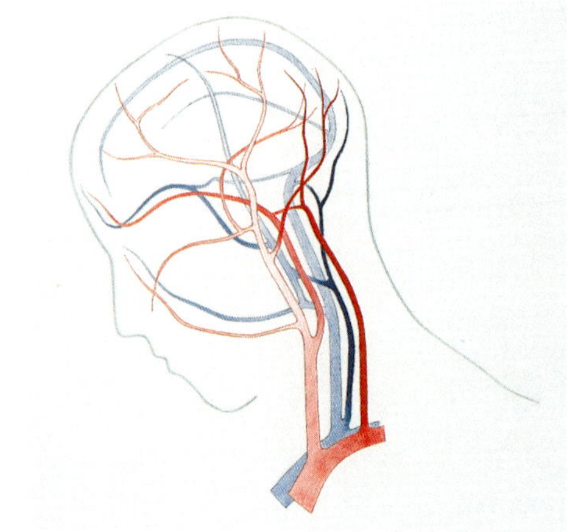

Die Marmas von Kopf und Hals

Das Ineinanderwirken von Kopf- und Körper-Marmas

Im Bild sind Marmas im Gesichtsfeld, im Brustkorb und Schulterbereich und im Bauchbereich eingezeichnet. Es soll damit auf jene Stellen aufmerksam gemacht werden, die durch besondere Zeichen jeweils Stresszustände sowie Entspannungszustände anzeigen. Es sind im Bereich des Gesichts die äusseren Augenwinkel, die *Apangas* genannt, und das Innere der beiden Nasenflügel, die sogenannten *Phanas.* Der Tränengang liegt zwischen ihnen. In Alarm- und Stresszuständen wird der Tränenfluss meist durch nervliche Steuerungen von der symphatischen Ganglienkette unterdrückt. Die Nasenschleimhäute fühlen sich trocken an. Die Augen brennen und reiben. Die beiden genannten Marmas sind *Vaikalyakara-Marmas,* da sie den Gesichtsausdruck verformen.

Im Bereich des Brustkorbs sind die Lungenspitzen (Apalāpa) und die Bronchialäste *(Apastambha)* eingezeichnet. Unter dem Einfluss des Symphatikuses öffnet sich die Lunge, unter parasymphatischen Einfluss nimmt ihre innere Auskleidung an Viskosität (Zähflüssigkeit) zu. Diese beiden Stellen zeigen damit ebenfalls an, ob unser Körper sich im angespannten oder entspannten Zustand befindet. Beide sind *Blutgefäss-Marmas* von der *Kālāntara-Kategorie.* Hinzu kommen die *Amsa-Marmas* im Bereich der Schultern. Sie befinden sich an den Schnittpunkten der Trage-Momente des Kopfes und der Arme und zeigen im Stresszustand die Kampfbereitschaft bzw. das Ohnmachtsgefühl an. Sie sind *Snāyu-Marmas* oder Sehnen-Verbindungen und gehören zur *Vaikalyakara-Kategorie.*

An der Gabelung der Körper-Aorta in die Schlagadern der Beine hinein liegen die *Lohitākṣas.* Diese sind *Blutgefäss-Marmas (Śirās)* und von der *Vaikalyakara-Sorte.* Sie überwachen das Gefühl für Leichtigkeit oder Schwere in den Beinen in Spannungs- und Entspannungszuständen und geben uns damit Auskunft über die Blutversorgung der Beine. Sie teilen uns auch mit, ob wir davonlaufen müssen, bzw. uns fallen lassen und entspannen können.

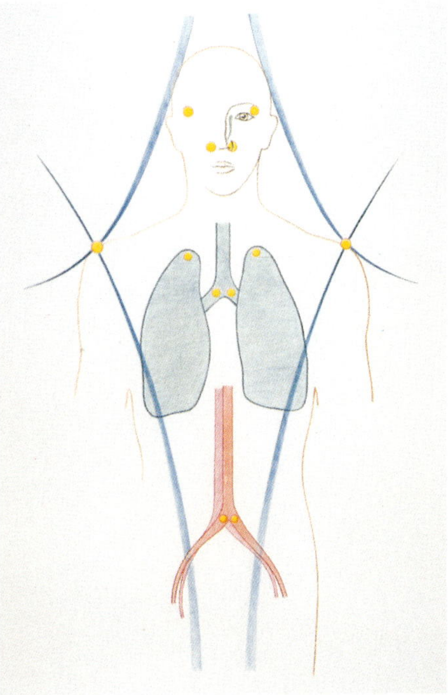

Die Knochenmarmas

Die Marmas, welche in den Temporalknochen, in den Schulterblättern, den Ileosakralgelenken und den Beckenschaufeln liegen, werden als Asthi- oder Knochen-Marmas bezeichnet. Sie sind wichtige Haftstellen für Muskeln und Sehnen und damit für die Statik und Haltung des Körpers von besonderer Bedeutung.

Die Temporalknochen (Śankha) sind Sadyaprāṇahara-Marmas, die Schulterblätter (Amsaphalaka) dagegen Vaikalayakara-Marmas, die Ileosakralgelenke (Kaṭikataruṇa) und der obere Rand der Beckenschaufeln (Nitamba) sind Kālāntara-Marmas. Es ist wichtig, diese flachen Knochen im Zusammenhang mit der Produktion von roten Blutkörperchen zu sehen, vor allem in der Entwicklung vom Kindes- zum Erwachsenenalter hin und unter besonderen Stressbedingungen im Erwachsenenalter; um ihre Rolle in der Regulierung von Zeitabläufen zu verstehen. Die genannten Knochen des Schädels und des Rumpfes enthalten einerseits rotes, aktives Knochenmark für die Neubildung von roten Blutkörperchen. Andererseits sind in ihnen Muskel- und Sehnenzüge eingebettet, die für die Körperhaltung wichtig sind. Damit sind auch sie eine Waage zwischen inneren und äusseren Abläufen des Körpers.

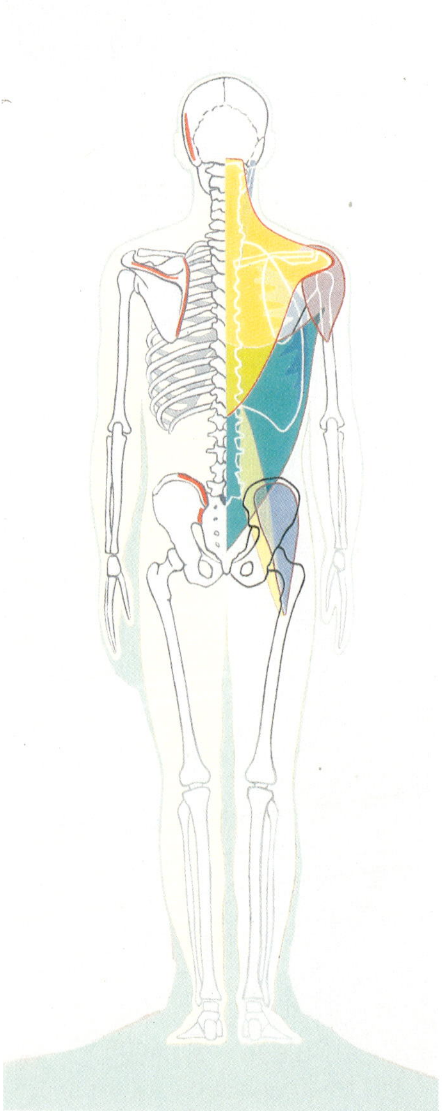

Die Marmas, welche in den Temporalknochen, in den Schulterblättern, den Ileosakralgelenken und den Beckenschaufeln liegen.

Körpermarmas

Die Muskelmarmas

Die Muskelmarmas sind hier dargestellt als Schnittpunkte der Geradeaus- und der Drehbewegungen des Körpers.

Synchronisierung bedeutet hier Übereinstimmung zwischen den Oberflächen- und den Tiefenschichten der Muskulatur. Als Indravasti werden die Muskel-Marmas im Unterschenkel- und im Unterarm-Bereich bezeichnet. Sie sind die Schnittpunkte der Kraftmomente, die für die Drehung der Hand und des Fußes in die Pronations- oder Supinationsstellung mit den Kraftmomenten, die für die Bewegung oder die Streckung des Hand- oder des Fußgelenks zuständig sind. Im Bereich der Handfläche und der Fußsohle befinden sich die Talahṛdaya, die eine ähnliche Funktion ausüben. Das Strecken oder das Beugen der Finger oder der Zehen schneidet sich hier mit den Drehbewegungen im Hand- bzw. Fußgelenk. Die Aftergegend (Guda) ist der Schnittpunkt der rhythmischen Bewegungen des Darmes mit den Bewegungen der Beine und des Rumpfes. Der Schnittpunkt zwischen dem Großen- und dem Kleinen Brustmuskel, Stanārohita, wird als Wachstum der Brust bezeichnet, weil er die rhythmischen Bewegungen der Atmung mit dem Zusammenziehen und Sich-Entspannen der Arm-Muskeln bei der Arbeit koordiniert. Die Aftergegend (Guda) ist ein Sadyaprāṇahara-Marma. Die Talahṛdayas, die Indravastis und die Stanārohitas sind Kālāntara-Marmas.

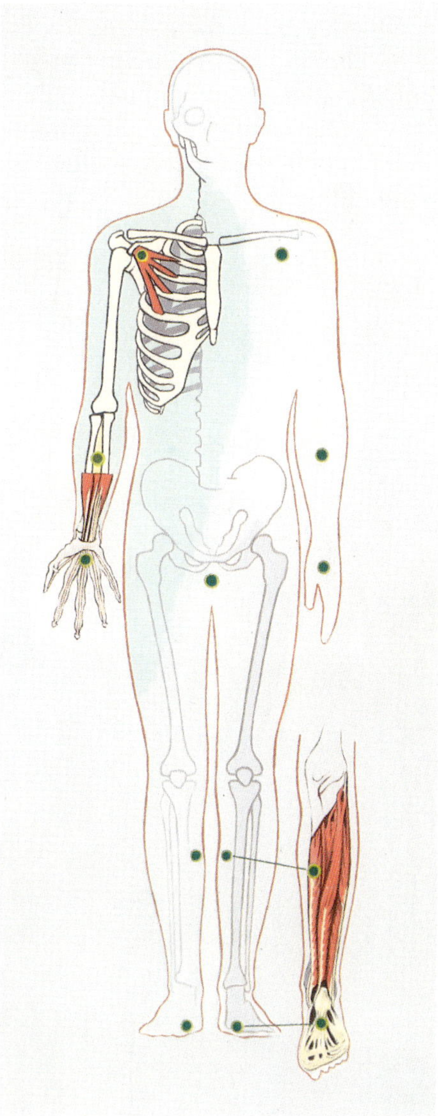

Die Muskel-Marmas dargestellt als Schnittpunkte der Geradeaus- und der Drehbewegungen des Körpers.

Körpermarmas

Die Sehnen-Marmas

Man sieht, wie diese Marmas in den Kraftlinien liegen, die durch die Mitte der Muskelschlingen laufen. In diesem Bild sind dargestellt die Āni im Bereich des Knies, die beiden Vitāpas und die Basti als Dreieck, das aus drei wichtigen Sehnen des Unterbauchraumes gebildet wird. Die aus der ursprünglichen Nabelschnur entstandenen Bänder halten das im Bild gestellte Dreieck an den Nabel gebunden. Die Bewegungen des Wasserhaushalts ziehen an den Blasenmuskeln nach unten. Über das Gleichgewicht zwischen den auf den Bauch wirkenden Muskelspannungen und den Wasserhaushalt wachen diese Marmas. Weiter sind im Bild dargestellt das Kṣipram in den Händen und Füssen. Diese Stellen wachen über die schnellen Reaktionen des Leibes. Die Amsas sind nicht eingezeichnet im Bereich der Schultern. Ihre Funktion ist genauer auf Seite 107 im Zusammenhang mit dem Ineinanderwirken von Kopf- und Körper-Marmas erläutert, wie auch die Funktion von Vidhura mit Utkṣepa. Alle drei sind Sehnen-Marmas. Im Bild fehlen die Kūrcha und die Kūrcha-Śiras, die auch als Sehnen- oder Sñayu-Marmas bezeichnet werden. Sie befinden sich im Hand- und im Fußgelenk. Um ihre Funktion im Zusammenhang mit dem Sog auf den Kreislauf und der Austrocknung des Leibes zu illustrieren, haben wir beide als Doppelpyramide in den Händen und in den Füssen bei dem Bild der Blutgefäß-Marmas des Körpers untergebracht.

Im Bereich der Schultern finden wir zwei weitere Punkte eingezeichnet, die mit dem Herzen ein Dreieck bilden. Die-

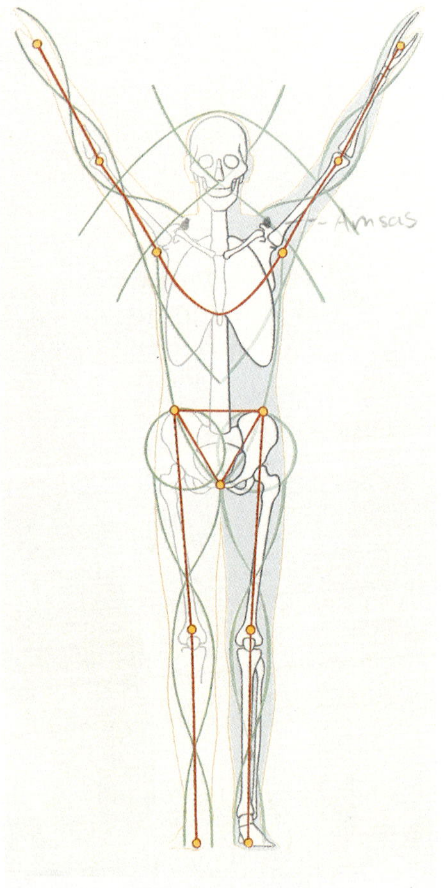

Die Sehnen-Marmas des Körpers. Man sieht, wie diese Marmas in den Kraftlinien liegen, die durch die Mitte der Schlingen hindurch laufen.

se Punkte heissen Kakśādharas. Sie überwachen ähnlich wie die Vitapas im Blasenbereich den Sog des Wasserhaushaltes auf die Lunge und die Schultern. Die Basti (Blase) gehört zur Gruppe der Sadyaprānahara-Marmas (sofortiger Verlust des Bewußtseins), die Kṣiprams zum Kālāntāra-Typ (Tod im Laufe der Zeit). Zur Gruppe der Vaikalyakara-Marmas gehören alle andern. In ihnen kann die «Zeit-Waage» des Körpers deformiert werden.

Körpermarmas

Die Blutgefäß-Marmas des Körpers

Im Bild sind das Herz (Hṛdaya), die Nabelgegend (Nābhi) und die Stanamūlas dargestellt, zwei bis vier Querfinger unterhalb der Brustwarzen. Dann Adergeflechte im Beckenbereich, die kreislaufregulierende Funktionen haben (Pārśvasandhi).

Im Bereich der Arme und der Beine sind die Haupt-Venen eingezeichnet. Sie heissen im Bereich der Beine Ūrvī (die Weite), im Bereich der Arme Bāhvī (die Stärke). Dabei ist an den Rückfluß des Blutes zum Herzen zu denken.

Die Bṛhatis (Größe) sind am Schnittpunkt vom Musculus Trapezius mit dem Latissimus Dorsi bei den Knochen-Marmas (Seite 108) dargestellt. Die Doppelpyramiden in den Handgelenken und in den Knöchelgelenken sind Sehnen-Marmas. (Seite 110)

Die Herz- und die Nabelgegend sind Sadyaprāṇahara-Marmas (sofortiger Verlust des Bewußtseins). Die Pārśva-Sandhis und die Stanamulas sind Kālāntara-Marmas (Tod erfolgt auf Zeit). Dies gilt ebenso für die Bṛhatis. Die Ūrvīs und die Bāhvīs sind Vaikalyakara-Marmas (die Zeit-Waage ist deformiert).

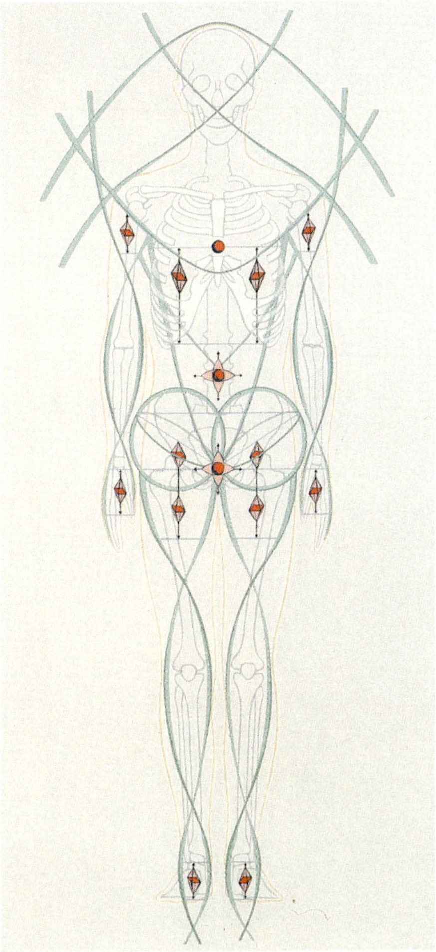

Gelenk-Marmas

Die Gelenk-Marmas zeigen besonders deutlich an, ob eine Zunahme der Drehmomente im Vergleich zu den Geradeaus-Bewegungen im Körper stattgefunden hat. In diesem Fall verliert der Körper an Stabilität und Halt. Umgekehrt, wenn die Geradeaus-Bewegungen im Körper im Vergleich zu den Drehbewegungen zu stark werden, versteifen diese Gelenke. Die Knöchel- (Gulpha) und Handgelenke (Maṇibandha) gehören zur Gruppe der Rujakara-Marmas. Sie erzeugen unter Verletzung nicht definierbare Schmerzen. Das Kniegelenk (Jānu), das Hüftgelenk (Kukundara), die Ellenbogen (Kurpara) und das Atlanto-Axial-Gelenk (Kṛkatika) sind Vaikalyakara-Marmas (die Zeit-Waage deformierend).

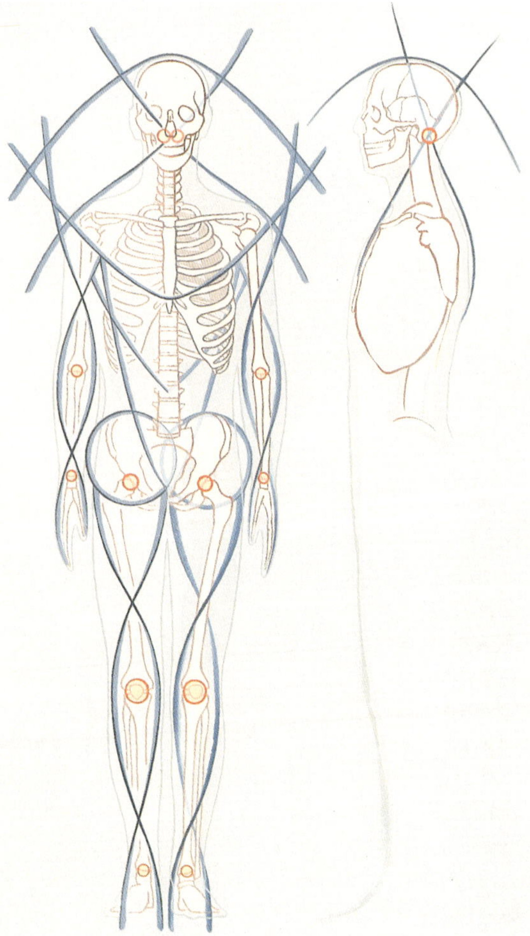

Die Gelenk-Marmas des Körpers: Der Knöchel, das Knie, das Hüftgelenk, das Handgelenk, der Ellenbogen, das Atlanto-Axialgelenk. Die dargestellten Schlingen zeigen, wie die «Lebensenergie» sich um die Gelenke verteilt, um ihre Lebendigkeit zu erhalten.

Sattva, Rajas, Tamas am Beispiel des Arbeitsprozesses

Um das psychosomatische Modell des Āyurveda zu verstehen, ist es wichtig zu sehen, wie sich der soziale Sog als Sattva, Rajas und Tamas in den Marmas äußert. Die Marmas sind letzten Endes die Stellen des menschlichen Körpers, welche unter Dauerbelastung durch die Erfordernisse der menschlichen Gemeinschaft erkranken. Wie wir in Kapitel IV gesehen haben, erzeugt in Sattva ein sozialer Sog mit einem Übermass an Rajas Feuer im Inneren des Menschen. Konflikte ohne Feuer, die in Rajas allein ausgetragen werden, erzeugen Nervosität, wie wenn man den Boden unter den Füßen verlieren würde (Luft). Während die übertriebene Versachlichung (Tamas) ohne Sattva zu einem Absacken im Sumpf (Wasser) führt.

Die Marmas sind ihrerseits diesen Elementen zugeteilt:
– die Sadyaprānahara-Marmas dem Feuer (Agneya=Sonnen-Antrieb)
– die Kālāntara-Marmas dem Feuer und Wasser (Agneya und Saumya = Sonnen-Antrieb und Mond-Antrieb)
– die Viśalyagna-Marmas der Luft (weder Sonnen- noch Mond-Antrieb = Unbestimmtheit, Fremdzwang)
– die Vaikalyakara-Marmas dem Wasser (Saumya = Mond-Antrieb)
– die Rujakara-Marmas dem Feuer und der Luft (Unbestimmtheit mit Sonnen-Antrieb)

Im Arbeitsprozeß werden oft Normen gebildet, um die Produktionszeiten zu verkürzen, bei gleichzeitiger Steigerung der Lebensqualität der Mitarbeiter. Um den dadurch erzeugten Sog auf das Zeitgefühl einzelner Menschen zu illustrieren, wollen wir zeigen, wie verschiedene Menschen in einer völlig beliebig zusammengesetzten Gruppe durch ihre individuelle Prakṛti und Sozialisation an Punkte im sozialen Raum-Zeit-Kontinuum gelangen, an welchen Feuer-, Luft- oder Wasser-Marmas unter Belastung geraten. Der Sinn der von mir unternommenen Versuche war es, herauszubekommen, ob der Arbeitsprozeß tatsächlich anders im Sinne von Sattva, Rajas und Tamas analysiert werden kann. Erkenntnisse aus einer solchen Analyse könnten für die Umorganisation des Prozesses dienlich sein. Sie könnten dazu beitragen, den Tribut, den wir heute als Zivilisationskrankheiten wie z.B. Herzinfarkt zahlen, zu senken.

Am Beispiel des Herzinfarkts kann die Bedeutung dieser anderen Denkweise des Āyurveda für die Erhellung der Ursachen dieser Zivilisationskrankheit erläutert werden. Der Herzinfarkt ist heute eine Krankheit von hochqualifizierten Facharbeitern in den Industrie-Betrieben der westlichen Welt geworden, die als untere Vorgesetzte funktionieren. Ihnen obliegt regelmäßig die Aufgabe, die Produktion von Baubestandteilen komplizierter Maschinen termingerecht zu erledigen. Ohne besondere Schulung in Menschenführung wird ihnen von oben der Rahmenplan für die Verwirklichung der Produktion vorgelegt. Von Mal zu Mal verkleinert sich der zeitliche Rahmen bei steigender Komplexität der Aufgabe. Mit zunehmendem Alter läßt dabei ihre Leistungsfähigkeit nach, bis der Konflikt zwischen dem inneren Sog zur Entspannung und Erholung und dem Antrieb von außen, zu mehr Leistung, eine gefährliche Grenze erreicht. Der Punkt, auf welchen sie im sozialen Raum und in der sozialen Zeit (ein Alter zwischen 40 und 50) zusteuern, ist ein Punkt, an welchem sich Rajas oder der Konflikt konzentriert. Die Firmenleitung will oft schneller vorwärtskommen, als die Basis mitzulaufen vermag. Der Meister und Facharbeiter steht dazwischen und versucht zu vermitteln. Er wird hin und her gezerrt (Rajas). Er versucht oft, aus eigener Kraft sowohl der Firmenleitung gerecht zu werden wie auch seinen Untergebenen, indem er die Arbeit für andere miterledigt. Das Herz und der Blutkreislauf wird dabei überhitzt, verliert an Elastizität und der Endpunkt dieser Desynchronisierung zwischen Antrieb und Bremse im Bereich des Feuers (siehe Kap. IV) führt zur Überforderung der Sadyaprānahara- oder Feuer-Marmas, deren wichtigstes das Herz ist. Das Tauziehen zwischen Antrieb und Bremse im Herzen zerbricht dieses Organ.

Um ein brauchbares Instrumentarium zur Verdeutlichung dieses Tauziehens zu geben, nicht zuletzt in Trainingsprogrammen für Mitarbeiter im Betrieb, habe ich eine Reihe von gruppendynamischen Spielen entwickelt, von welchen ich einige hier beschreibe.

Um den Sinn meiner Vorgehensweise zu verstehen, betrachten wir die beiden Läufer auf Abbildung 5. Nehmen wir an, daß A und B zwei Läufer sind. Beide fangen zur gleichen Zeit an und kommen zur gleichen Zeit ans Ziel. Doch macht A dabei 8

Abb. 5

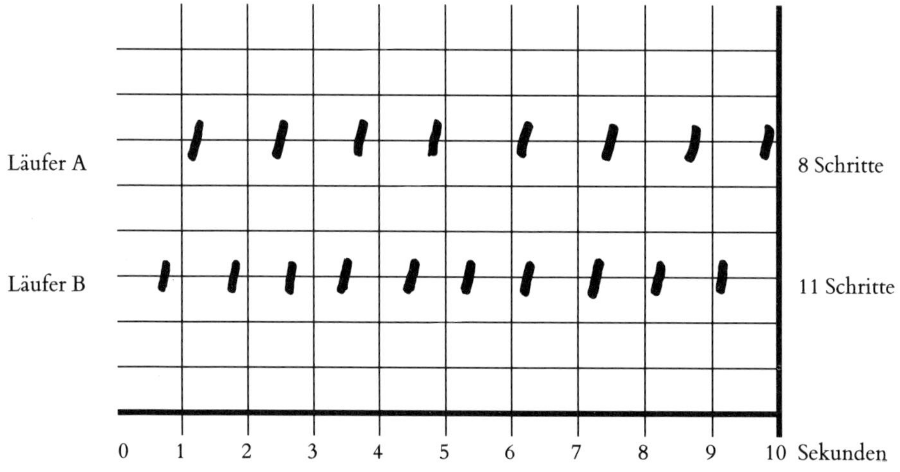

Schritte und B 11. Wenn die Zeitdauer der Strecke 10 Sekunden war, so berührte der Fuß von A den Boden mit einem Takt von 10/8 Sekunden (1,25 Sek.) und B in 10/11 Sekunden (0,9 Sek.). Da beide zur gleichen Zeit losgingen und auch ankamen, kann man annehmen, daß sie zumindest bei Punkt X und Punkt Y im Takt waren, d.h. alle zehn Sekunden. A macht nämlich größere Schritte als B. Gemessen in Zeit kann A in einer Sekunde nur 0,8 Schritte unterbringen, B dagegen 1,1 Schritte. Da weder A noch B auf sich allein gestellt wissen, wie lange eine Sekunde ist, versuchen sie sich aufeinander abzustimmen, A in der Weise, daß er seine Schritte verkleinert, und B, indem er seine Schritte vergrößert. Sollten A und B nur dann miteinander kommunizieren, wenn sie möglichst miteinander im Gleichklang sind, so wäre ihr Bedürfnis, einander möglichst oft zu treffen, proportional zum Sog, sich entweder mehr zu dehnen oder die Größe des Schrittes einzuschränken. Es geht damit eine Veränderung des normalen Gangs (Gati) der Schrittfolgen einher. Diese Veränderung nannten wir Vega. Doch soll diese Veränderung möglichst nicht durch Antriebe oder Bremswirkungen außerhalb des Handlungsfeldes der Füße und des Ohrs stattfinden. Es sollten zumindest die Augen ausgeschaltet werden, weil diese als «Fernsinne» eine Neu-Orientierung im Raum am leichtesten ermöglichen, wenn man verunsichert wird.[13]

Die Gruppenübung, mit dem Ziel herauszubekommen, wie stark diese Art der Verunsicherung tatsächlich durch jeden von uns gespürt wird, bestand aus der einfachen Aufforderung an die Hälfte der Gruppe, mit geschlossenen Augen mehrmals einen Raum ohne Führung durch Partner zu durchqueren. Dann wurden die Teilnehmer durch ihre Partner, die sehen durften, geführt. Diese Partner hatten allerdings die Anweisung, alle zur selben Zeit anzufangen und zur selben Zeit am Zielpunkt anzukommen, sodaß ein gewisser Zwang zum gleichen Tempo oder zur gleichen Leistung während des Gehens bestand. Dieselbe Übung wurde wiederholt, mit der Aufforderung, sich drehend durch den Raum, das erste Mal ohne, das zweite Mal mit Führung durch einen Partner, zu bewegen. Der Gehvorgang wird sowohl von den Muskeln als auch vom Knochenbau durch zwei Anteile ermöglicht, nämlich durch Gelenke wie das Knie, welches die Geradeaus-Bewegung anpeilt, und solche wie der Knöchel, das Hüftgelenk oder die Gelenke der Wirbelsäule, die eine leichte Drehung während des Gehens erlauben. Wie wir gesehen haben, wirken sich Längs-, Geradeaus- oder Drehbewegungen der Skelett-Muskulatur auf die Blutgefäße und hier vornehmlich auf die Venen aus. Daher ist es wichtig zu sehen, was sich durch einen sozialen Sog letzten Endes als konkreter körperlicher Sog auf das Herz auswirken kann. Wie wir wissen, stellt sich das Blut auf die Bewegungen (Sattva, Rajas und Tamas) in der menschlichen Gemeinschaft ein. Die Skelett-Muskeln versuchen ihrerseits, mit diesen an der Gefäß-Innenwand abgegebenen Informationen des Blutes in Übereinstimmung zu kommen. Ob Sattva, Rajas oder Tamas letztendlich in der Handlung des Gehvorgangs des einzelnen durchschlägt, wollen wir durch ein einfaches Rechenexempel anhand einer Erhebung mit einer Gruppe von 21 Personen illustrieren.

In einer Gruppe ist es jeweils jeder Einzelne, der versucht, mit den andern in Gleichklang zu kommen; mit denjenigen, die schneller sind, indem er seinen Schritt vergrössert und mit denjenigen, die langsamer sind, indem er ihn verkleinert. Das

Ergebnis ist ein Sog von zwei Seiten auf seine Gliedmaßen, der sich wie ein Tauziehen bemerkbar macht. Er ist jeweils kalkulierbar als die Summe der Differenz der Schrittlänge des einzelnen zu den Schrittlängen aller andern. Die Differenz kann als Summe positiv ausfallen. Das heißt: Der soziale Sog verlangt weniger, aber dafür größere Schritte. Dies bedeutet einen größeren Kraftaufwand. Bei negativer Bilanz bedeutet es einen kleineren Kraftaufwand.

Da der Erlebende keine Bezugspunkte außer seinem eigenen Empfinden und seine eigene Schrittfolge zur Messung dieses Sogs besitzt, haben wir in diesem Versuch alle Erhebungen zueinander in Relation gesetzt, um zu verdeutlichen, wie der Einzelne vom Kopf her bewußt erlebt, wie er schneller oder langsamer wird und doch gleichzeitig Kräften ausgesetzt weden kann, die vielleicht das Gegenteil von ihm verlangen.

Der Teilnehmer kann z.B. aus einer individuellen Betrachtung seiner Schrittfolge während des Gehens der Meinung sein, daß die Gruppe einen Sog auf ihn ausübe, langsamer zu werden, da er, wenn er alleine laufe, das Gefühl habe, er laufe schneller. Doch aus der Betrachtung der «Gruppenbilanz» stellt sich genau das Gegenteil heraus. Demnach ist einem solchen Teilnehmer zu sagen, daß er nicht in Einklang mit seinem eigenen, ständig sich verändernden Standort im Leben sei. Das Wort Sattva kann nicht auf sein Dasein angewendet werden. Er befindet sich entweder in Rajas oder Tamas und damit auf dem Weg in die Krankheit. Rajas und Tamas werden eben deswegen als Doṣas bezeichnet, weil sie krankheitsfördernd sind. Eine Mischung aus Sattva und Rajas beeinflußt, wie wir wissen, Pitta und damit alle enzymatischen Stoffwechselfunktionen des Körpers. Eine Mischung aus Sattva und Tamas greift Kapha und damit alle Regulationen der Speicherung von Informationen in den Zellen an, während der Zustand des Rajas allein den Vāta und damit alle nervösen Steuerungen in ihrem Gleichgewicht stört.

In bezug auf das Bewußtsein des Einzelnen von seinem Gehtempo haben wir daher alle Differenzen in Relation zu anderen Teilnehmern gesetzt. Schließlich muß jeder von innen heraus sein Gehtempo mit jedem anderen abstimmen. Und doch ändert sich auch dieses Gehtempo automatisch für das Bewußtsein des Gehenden in dem Augenblick, in welchem er sich in einer Gruppe befindet. Die speziellen Verfahren, welche ich entwickelte, um den Grad des Sattva-, Rajas- oder Tamas-Sogs darzustellen, sind einfach nachzuvollziehen. Um jedoch den Leser nicht mit zuviel Zahlenmaterial an dieser Stelle zu ermüden, verweisen wir ihn auf die Schriften des IPSG-Lehrganges (erhältlich bei der Forschungsstelle für Yoga und Āyurveda in München; zusammengefaßt unter Gruppenspiele zur Sichtung eines Arbeitsablaufes).

Es gibt in dieser Übung verschiedene Subgruppen von Teilnehmern:

A. Solche, die in der Übung mit der Gruppe schneller werden, obwohl sie ohne die Gruppe beim Alleingang schon zu den Schnelleren gehörten (Verstärkung eines ohnehin starken Gehantriebs).

B. Solche, die in der Übung Langsamer werden, obwohl sie beim Alleingang schon zu den langsameren in der Gruppe gehörten (Verstärkung einer ohnehin starken Gehbremse).

C. Solche, die in der Gruppenübung im Vergleich zum Alleingang schneller werden, obwohl von ihrer Warte aus kein Grund dazu besteht, da die Gruppenmitglieder für sie durchschnittlich langsamer geworden waren (Verstärkung des individuellen Gehantriebs bei Verstärkung der Gruppenbremse).

D. Solche, die in der Gruppenübung langsamer werden, obwohl die Gruppe durchschnittlich schneller geworden war (Verstärkung der individuellen Bremse bei Verstärkung des Gruppengehantriebs).

Die Gruppen A und B zählen wir zum Prinzip der Nichtlebendigkeit, welches wir Tamas nannten. Es ist zwar sachlich alles im Einklang, der Gruppensog dem individuellen Sog ähnlich, aber es regt sich nichts Lebendiges. Dies können wir aus dem Vergleich zu den anderen beiden Gruppen feststellen.

Nach der Gruppe D hat der Teilnehmer den Eindruck, daß er von der Gruppe gebremst wird, obwohl die Gruppe ihm tatsächlich dazu verhelfen könnte, schneller und leichter voranzukommen. Es besteht hier ein Konflikt in negativer Hinsicht. Der Teilnehmer meint, um mit den anderen kommunizieren zu können, mehr Kraft aufwenden zu müssen, um sich in der selben Zeit mit weniger Schritten durch den gleichen Raum zu bewegen. Seine Gliedmaßen dehnen sich daher unnötig, und er meint, dies sei durch die Gruppe gefordert . Diesen Zustand nennen wir Rajas.

In der folgenden Tabelle sind die Ergebnisse der Teilnehmer nach Sattva, Rajas und Tamas in bezug auf die Geradeausbewegung und Drehbewegung eingetragen.

Versuchs-person Nr.	Gerade-aus allein	Gerade-aus mit Gruppe	Drehen allein	Drehen mit Gruppe	Summe S = Sattva R = Rajas T = Tamas
1	T	T	T	S	3 T / 1 S
2	T	T	T	T	4 T
3	T	T	R	R	2 T / 2 R
4	S	S	T	T	2 T / 2 S
5	R	R	T	S	2 R / T / S
6	T	R	T	T	1 R / 3 T
7	T	T	S	S	2 T / 2 S
8	T	T	T	R	3 T / 1 R
9	T	R	T	R	2 T / 2 R
10	S	S	T	S	3 S / 1 T
11	T	R	R	R	3 R / 1 T
12	S	S	T	T	2 S / 2 T
13	T	T	T	T	4 T
14	T	S	R	R	2 R / 1 T / 1 S
15	T	T	T	R	3 T / R
16	T	R	T	R	2 T / 2 R
17	T	T	T	T	4 T
18	R	R	T	T	2 R / 2 T
19	T	R	T	R	2 R / 2 T
20	T	S	T	S	2 S / 2 T
21	T	R	S	S	2 S / 1 T / 1 R

Im Sattva-Zustand meint der Teilnehmer, daß er leichter und schneller mehr Schritte in der gleichen Zeit unterbringen kann und dadurch mehr Möglichkeiten hat, in den Takt mit anderen Gruppenmitgliedern zu geraten. Er glaubt, dies sei ihm durch die Gruppe ermöglicht. Doch die Gruppe ist langsamer als er selber. Dieser Zustand ist unter C dargestellt.

Sehen wir die Werte der Teilnehmer unserer Versuchsgruppe genauer an, so stellen wir fest, daß eine schöne Mischung von Sattva, Rajas und Tamas vorhanden ist. Um die Realität der Aussage dieser Tabelle zu überprüfen, habe ich die Ergebnisse mit den Resultaten der in Kapitel IV beschriebenen Versuche verglichen, die auch mit derselben Gruppe zu einem anderen Zeitpunkt durchgeführt wurden.

Die Teilnehmer wurden gebeten, sich vorzustellen, zu wem unter den Gruppenmitgliedern sie in Augenblicken starker emotionaler Verunsicherung zwecks Wiedergewinnung ihrer inneren Stabilität gehen würden. Sie sollten aufschreiben, an wen sie auf Anhieb denken würden, zu wem sie unter keinen Umständen gehen würden, und wer eventuell in Frage käme, wenn die erste Wahl nicht greifbar wäre. Es sei hier angemerkt, daß der Zeitpunkt für den jeweiligen Versuch immer situationsgerecht ausgesucht wurde, so daß die Teilnehmer über die Gesamtversuchsanordnung, wie sie in unserem Text erörtert wird, nicht im Bilde waren und schon dadurch keine Manipulationen möglich waren. Am Ende der Erhebung wurden die Gruppenmitglieder in Rangskalen aufgeführt. Diejenigen mit hoher Rangzahl waren solche, zu denen man auf Anhieb hingehen würde. Es ist bezeichnend, daß alle Teilnehmer mit 2 oder mehr Sattva-Punkten in unserer Tabelle 5.2 einen überdurchschnittlichen Rangplatz hatten:

Rangplätze:

Versuchsperson	4	–	Rangplatz 12
Versuchsperson	7	–	Rangplatz 16.5
Versuchsperson	10	–	Rangplatz 12
Versuchsperson	12	–	Rangplatz 23
Versuchsperson	20	–	Rangplatz 21.5
Versuchsperson	21	–	Rangplatz 21.5

Die Mitte der Rangskala lag bei 11.5, da bei diesem Versuch zwei zusätzliche Teilnehmer vorhanden waren, die beim ersten gefehlt hatten.

Bei allen Teilnehmern mit 3 und mehr Tamas-Punkten war ein entsprechend niedrigerer Rangplatz zu verzeichnen:

Rangplätze:

Versuchsperson	1	–	Rangplatz 3
Versuchsperson	4	–	Rangplatz 12
Versuchsperson	6	–	Rangplatz 12 (Grenzfall)
Versuchsperson	13	–	Rangplatz 2
Versuchsperson	15	–	Rangplatz 20 (Ausnahme)
Versuchsperson	17	–	Rangplatz 7
Versuchsperson	8	–	war beim zweiten Versuch abwesend.

Die Mitglieder einer stabilen Gruppe scheinen instinktiv zu wissen, wer lebendig ist und von daher einen stärkeren «Zusammenhalt» und «Halt» in den verunsichernden Situationen bieten kann. Diese Lebendigkeit wird als Sattva bezeichnet, der Mangel an Zusammenhalt dagegen als Tamas und das Hinundhergerissensein als Rajas.

Da diese Lebendigkeit oder der Mangel an Lebendigkeit, die Vorsicht oder der Mangel an Vorsicht in unserer Urteilskraft beeinflußt, habe ich die Ergebnisse der Versuche mit der Fragebogen-Aktion verglichen, die Ergebnisse, die ich im Kap. IV beschrieben habe. Es handelt sich um dieselbe stabile Gruppe. Daher fand ich auch, daß die Teilnehmer mit extremen Meinungen nicht populär waren und demnach auch nicht an Sattva-Stellen im sozialen Raum.

Seit den Versuchen Taylors im vergangenen Jahrhundert tauchen in der Betriebspsychologie immer wieder dieselben Fragen auf:

– Wie können wir Normen aufstellen, um die Leistung eines Arbeitnehmers in der ihm zur Verfügung stehenden Zeit zu messen?

– Wie können wir die Produktionszeit verkürzen, um einerseits Personalkosten zu sparen und andererseits die Gewinnspanne an den Produkten zu vergrößern?

– Wie können wir die Menschen motivieren, mehr zu leisten, damit sie die Produktion des Betriebs freiwillig vergrößern?

Bei allen Versuchen, die seit Taylor unternommen wurden, sind die Auswirkungen der Normierung auf die Organe des Menschen und vor allem auf das Herz kaum im Sinne der Sozialmedizin berücksichtigt worden. Versuche an Affen erbrachten ein sehr nachdenklich stimmendes Ergebnis:

– Dort, wo die Affen durch die Anlage des Experiments ihr Zeitgefühl verloren, erlitten sie starke innere, psychosomatische Verletzungen im Magen-Darm-Trakt und im Blutkreislaufsystem.

– Dort, wo die Affen ihre Orientierung wieder fanden, erlitten sie trotz erhöhten Arbeitsanforderungen weniger Verletzungen.

– Diese Versuche waren jedoch nach einem Schema konzipiert worden, in welchem die Ursache des Stresses von aussen an die Tiere herangetragen wurde (Elektroschocks). Im normalen Leben entsteht Stress meist aus der zwischenmenschlichen Kommunikation an den Konvergenz- oder Divergenzpunkten menschlicher Zeit.

– Versuche, die diesen Gegebenheiten Rechnung tragen, stellen nicht die Produktion in den Vordergrund. Sie setzen viel tiefer an und fragen nach dem Wohl des Menschen schlechthin, in dessen Interesse letztlich jede Produktion stattzufinden hat.

– Die Marmas sind die Orte, an welchen sich die sozialen Ungleichgewichte in Form von einem Zuviel des Rajas oder Tamas niederschlagen. Diese Marmas sind von fünferlei Prägung, je nachdem, wie der Sonnen- oder Mond-Antrieb in ihnen zum Ausdruck kommen kann.

Rekapitulation V

In diesem Kapitel ging es darum, zu zeigen, wie Suśruta schon in seiner Marma-Lehre Anhaltspunkte zur Beantwortung einer sehr modernen Frage der Psychosomatik geliefert hat: Es ist die Frage der krankmachenden Spezifität eines gewissen Punktes im sozialen Raum und in der sozialen Zeit.

Körperliche Inkompetenz macht sich als die jeweilige spezifische Unfähigkeit bemerkbar, auf sich verändernde Umweltsituationen angemessen zu reagieren. Die Prakṛti-Analyse ist ein Weg zur Erkenntnis dieser körperlichen Inkompetenz, die uns in die Falle lockt, in welcher Krankheit auf uns lauert. Suśrutas Aufschlüsselung der Wirkung sozialer Prozesse auf den Körper des Menschen, geht von der Bewegung des Menschen in seiner Gesellschaft aus. Diese Bewegung ist für Suśruta nichts Individuelles, sondern das Ergebnis eines Vergleichs zwischen den Menschen: Der einzelne schätzt die Leistung seiner Handlungsorgane mehr oder weniger richtig ein, weil er auch die Leistung anderer im Vergleich intuitiv mit einbezieht. So kann jedes körperliche Organ seine Funktionen mit einbringen. An den wichtigsten Schnittpunkten solcher Funktionen wacht das Leben, um uns vor den Fallen der Krankheit und des Todes zu schützen. Die phylogenetischen (stammesgeschichtlichen) und ontogenetischen (individualgeschichtlichen) Achsen unserer Existenz als Menschen treffen sich an diesen Stellen in besonders verletzbarer Dichte.

In der Rede über ganzheitliche Methoden in der Medizin heute reduziert man das Heilgeschehen auf das Schlucken pflanzlicher statt chemischer Produkte. Unsere modernen Erkrankungen und Epidemien sind aber durch unsere selbstgeschaffenen Zivilisationsbedingungen hervorgerufen und können nur durch ein Umdenken in unseren zwischenmenschlichen Beziehungen bekämpft werden.

In diesem Kapitel haben wir das Verhalten kurz beleuchtet und einige Gruppenspiele zur Reflexion des eigenen Verhaltens im āyurvedischen Sinne angeboten.

Im weiteren Verlauf dieser Betrachtung werden wir kurz die Grundlagen der āyurvedischen Ernährungslehre streifen: In Āyurveda kommt es nicht darauf an, von außen auf den Körper durch neue Eßgewohnheiten zu wirken, sondern von innen heraus das im Appetit und Geschmack sich zeigende existentielle Verlangen des Körpers zu verstehen und es entsprechend zu stillen.

Fußnoten zu Kapitel 5

[1] Vgl. Suśruta Samhitā: Sarira Sthānam, 6. Kap./Vgl. dazu P.V. Krishna Rao: Comparative Study of Marmas, Madras 1941/2

[2] Vgl. R. Dubbels/Werner Schloot: Das Zeit-Hormon Melatonin. In: Bild der Wissenschaft, 11/1982, S. 71-79. Vgl. dazu: P. Karlson et.al.: Pathobiochemie. S. 331 ff. Stuttgart-New York 1982.

[3] R.Dubbels/W. Schloot: ebenda

[4] Ein Trainingsprogramm, das auf dieser Marma-Lehre aufgebaut ist, wurde kürzlich von mir auch in Zusammenhang mit diesem Buch erstellt. Vgl. R. Lobo: Yoga-Elementarkurs, Bd. 1 bis 6, München 1986/1987

[5] Für die Ausarbeitung dieses Teils habe ich viele Ideen aus A. Brügger: Die Erkrankungen des Bewegungsapparates und seines Nervensystems, Stuttgart– New York 1981, entnommen. Vgl. besonders unter dem Stichwort Cervical Syndrom und Allgemeine Grundlagen.

[6] W.F. Ganong: Medizinische Physiologie, Berlin-Heidelberg-New York 1971, unter dem Stichwort: «Chemische Kontrolle der Atmung», S. 634 ff.

[7] Vgl. dazu Tomio Hirai: Psychophysiology of Zen, Tokyo 1974. In Zen wird das ursprüngliche Ziel der Yoga-Meditation, Dhyāna genannt, aufrecht erhalten.

[8] Vgl. dazu W. Larbig: Schmerz. Stuttgart-Berlin-Köln-Mainz 1982, S. 67 ff. Besonders wichtig sind hier die kurzen Ausführungen über Serotonin in Zusammenhang mit Kopfschmerzen.

[9] Vgl. Benninghoff-Goerttler: Die Anatomie des Menschen. Eingeweide und Kreislauf, Bd. 2, 1971, S. 426-488.

[10] J.W. Rohen: Funktionelle Anatomie des Nervensystems. Stuttgart-New York 1975, S. 280-284.

[11] Vgl. dazu: A. Reindell et al. Psychosomatische Aspekte der essentiellen Hypertonie. In: Medizinische Klinik, Feb. 1979, S. 182 ff.

[12] Vgl. J.P. Stössel: Herz im Streß. Frankfurt a.M. 1986 und F. Friczewski et al.: Herz-Kreislauf-Krankheiten und industrielle Arbeitsplätze. Frankfurt-New York 1986.

[13] Vgl. die Definition von Vega und Gati in Zusammenhang mit den Jahreszeiten in der Caraka Samhitā Sūtra Sthānam, 6. und 7. Kapitel.

Kapitel 6

Das Uhrwerk des Menschen

Agni – das innere Feuer im Menschen

Die fünf Agnis des menschlichen Körpers

Bedrohliche Situationen für den menschlichen Organismus sind, wie wir jetzt wissen, solche, in welchen er die Orientierung in Raum und Zeit verliert. Es ist denkbar, daß unser Organismus durch die gewonnene Erfahrung in seiner Entwicklungsgeschichte Mechanismen entwickelt hat, um diesen Situationen zu begegnen.

Das Licht ist für das Auge wichtig, um den Horizont zu bilden, in welchem es die konkreten Gegenstände erlebt. Für die chronobiologische Forschung schloß man daraus, daß Veränderungen der Lichtintensität auch Veränderungen des Erlebens des Menschen von seiner eigenen subjektiven Kraft und seiner eigenen subjektiven Zeit als Folge haben würden.

Die eigene Leistung schätzt ein Mensch nach diesem Verhältnis der subjektiv erlebten Kraft zur subjektiv erlebten Zeit ein. Wie wir im vorigen Kapitel sahen, kann er sich im Vergleich zu den Erwartungen, die eine Gruppe an ihn stellt, verschätzen. Was sind die Gründe dafür?

Die Versuche der letzten Jahre haben gezeigt, daß der Einfluß der künstlichen Veränderung der Lichtintensität auf die autonomen Tag-/Nacht-Rhythmen (circadiane Rhythmen) verschiedener Menschen unterschiedlich ist. Bei manchen Menschen ist überhaupt keine Veränderung dieser Rhythmen festzustellen, bei anderen werden mit zunehmender Lichtintensität die Wachperioden verlängert, während sie bei einer dritten Gruppe verkürzt werden.[1]

In Āyurveda finden wir eine mögliche Erklärung für diese Phänomene. Ausgehend von der Tatsache, daß die Intensität des einfallenden Sonnenlichts sich täglich in sehr kleinen Schritten verändert, teilte man das Jahr für die nördliche Hälfte des Erdballs in zwei Phasen: den sogenannten Āyana Kāla und den Visarga Kāla. Der Āyana Kāla ist die Zeit von der Winter Sonnenwende (21. Dezember) bis zur Sommer-Sonnenwende (21. Juni). Der Visarga Kāla ist die restliche Hälfte des Jahres vom 21. Juni bis zum 21. Dezember. Man nahm an, daß es ein Feuer im Körper des Menschen gibt, das diesen Veränderungen der natürlichen «Lichtverhältnisse» entgegenwirkt, und nannte es «Jāṭarāgni» oder das «Feuer des Bauches», als zentrale Steuerungsinstanz für die Empfindung von Raum und Zeit.

Es ist wichtig zu beachten, daß die Veränderungen der natürlichen (im Gegensatz zur künstlichen) Lichtintensität lediglich ein Nebeneffekt der jeweiligen Stellung der Erde zur Sonne bedeutet. Man weiß heute aus der chronobiologischen Forschung, daß die Tag-und-Nacht-Rhythmen des Menschen durch das Licht, die Temperatur, das durch Wechselstrom erzeugte elektrische Feld und andere Faktoren (wie physische Arbeit, psychischer Streß und soziale Faktoren) beeinflußbar sind.

Der Einfluß von Temperatur/Licht

Im Falle des Lichts und der Temperatur der Umgebung hat man festgestellt,

– daß bei erhöhter Licht-/Temperaturstärke die Neigung zum echten Auseinanderfallen der Kernrhythmen (Aktivität/ Erholung und Temperatur, Elektrolyten und Ausscheidungsvolumen des Urins) oder zu echter Desynchronisierung steigt;

– die Rhythmen für Aktivität und Erholung verlängert sind;

– die Streuung bei den Versuchspersonen größer wird.

Der Einfluß eines elektrischen Feldes

Der Einfluss eines elektrischen Feldes ist genau umgekehrt.[2] (Vgl. Kap. 4).

– Die Neigung zur Desynchronisation nimmt ab.

– Der Rhythmus für Aktivität und Erholung wird verkürzt.

– Die Streuung bei den Versuchspersonen wird kleiner. Es steigt eine innere Tendenz zur Konvergenz.

Da wir durch die Umlaufbahn der Erde um die Sonne mit zunehmender Entfernung vom Äquator einer täglichen Zu- oder Abnahme des Lichts ausgesetzt sind, je nachdem in welcher Hälfte des Jahres wir uns gerade befinden, ist es sicherlich nicht abwegig zu behaupten, daß dieser Umstand allein, samt allen ihn erzeugenden Bewegungen der Gestirne, den genannten Einfluß auf unsere circadianen Rhythmen (circa = ungefähr; dies = Tag; circadian = Rhythmen von der Länge eines Tages) haben müßte. Das bedeutet für die Menschen in der nördlichen Hälfte des Erdballes:

– eine Verlängerung ihrer Aktivität/Erholungsperioden in der sommerlichen Hälfte vom 21. 12. bis zum 21. 6. und eine Verkürzung derselben in der zweiten Hälfte des Jahres;

eine Verstärkung der Desynchronisierung im Sommer;

ein verstärktes Auseinanderlaufen (Divergenz) der individuellen Rhythmen der Menschen in der Gesellschaft im Sommer und eine verstärkte Annäherung (Konvergenz) im Winter.

In Āyurveda hat man diese Phänomene beobachtet und versucht, sie durch die Theorie von Agni, oder dem Feuer des Zusammenhalts, zu erklären. Im Zusammenhang mit dem Wort «Agni» ist an dieser Stelle auch an das Opferfeuer zu denken, das gerade für den Zusammenhalt des Opfernden, seiner Familie, seines Hab und Gutes eingesetzt wurde. Eine Schwächung der Wirkung dieses Opferfeuers wurde als Schwächung des Zusammenhalts registriert. Von einer solchen Schwächung spricht man im Āyurveda in der sommerlichen Hälfte des Jahres (Āyana Kāla), und von einer Stärkung des Zusammenhalts spricht man in der winterlichen Hälfte des Jahres (Visarga Kāla).[3]

Es ist in diesem Zusammenhang von einem «Feuer des Bauches» (Jāṭarāgni) die Rede, das bei den verschiedenen Menschen verschieden stark sein kann. In der Analyse dessen, was man als seine Natur oder die Prakṛti bezeichnet, kommt es in Āyurveda primär auf die Feststellung der Kraft dieses Feuers an. Darunter versteht man die Kraft des inneren Zeitgebers, für Regelmäßigkeiten der körperlichen Abläufe und ihre Synchronisierung zu sorgen, für Zusammenhalt in der menschlichen Gemeinschaft und für Widerstand gegen die Bedrohungen der Umwelteinflüsse auf die inneren Abläufe.

Der soziale Kontakt kann sogar, laut R. Wever, die circadiane Rhythmik (Tag-/Nacht-Rhythmik) beeinflussen, ohne daß dies bewußt geschieht. So können z.B. zwei Partner miteinander desynchronisieren, und der Temperaturrhythmus des einen läuft mit derselben Periodizität wie der des andern, obwohl dieser Rhythmus von keinem der beiden bewußt erlebt wird. Der bewußt erlebte Aktivitäts-/Erholungsrhythmus kann sich dabei vom Temperatur-Rhythmus abkoppeln, und auch in diesem Falle scheint der soziale Zusammenhalt stärker zu sein als der individuelle. Beide Partner bewegen sich mit derselben Frequenz ohne zu merken, daß sie innerlich völlig «desynchronisiert auseinanderfallen».[4]

Menschen, die miteinander eine Arbeit verrichten, übersehen oft dieses Phänomen. Solange der Termindruck im Nacken sitzt, wird das Produktionsziel in den Vordergrund gestellt und das individuelle Wohlbefinden hintan. Die Reizbarkeit steigt. Für den Außenstehenden arbeiten alle «harmonisch zusammen», aber verstehen können sie einander offenbar nicht. Diese erhöhte Reizbarkeit ist das Ergebnis innerer Desynchronisierung. Man kann sie für kurze Zeit vor Festen und besonderen Anlässen in Kauf nehmen, doch wenn sie zum Dauerstreß wird, kann sie krasse gesundheitliche Schäden hervorrufen. Es ist wahrscheinlich, daß in den meisten Fällen von Krebs und Herz-Kreislauf-Erkrankungen dieser Mechanismus letztlich mit im Spiel ist.

Wenn es stimmt, wovon R. Wever auch berichtet, daß Menschen mit einem hohen Grad an Reizbarkeit, sowie ältere Menschen, stärker zur echten internen Desynchronisierung neigen, so bedeutet dies, daß der Widerstand gegen die Reizbarkeit (Neurotizismus) und das Altern auch ein Aspekt der Kraft des inneren Zusammenhalts sei.[5] Āyurvedisch ausgedrückt «der Stärke des Bauchfeuers» oder des Jāṭaragni.

Jāṭarāgni = Das Feuer des Bauches oder das Verdauungsfeuer. Dieses Feuer ist in der Winterhälfte des Jahres stärker und in der Sommerhälfte schwächer.

Mit anderen Worten geht permanent ein Sog von gewissen Individuen in der Gesellschaft aus. Es sind nicht immer dieselben; denn der Prozeß des Alterns sorgt für einen permanenten, aber sanften Wechsel. Wer seinen Mitmenschen gegenüber Stabilität aufweist, ist für den Zusammenhalt der Gemeinschaft daher ein ruhender Pol. Von ihm sprachen die alten Āyurvedisten als einem Herdfeuer, das immer brennt. Es hält die Mitglieder der Familie zusammen. Im übertragenen Sinne sind solche Menschen für die Āyurvedisten mit einem starken Jātarāgni ausgestattet. Es geht von ihnen Stabilität aus, sowohl in Zeiten der Konvergenz als auch in der Divergenz.

Die Gehirnhemisphären in den Jahreszeiten

Āyurveda macht uns auch noch auf einen weiteren Umstand aufmerksam. Es ist dies die Tätigkeit der linken und der rechten Seite des Körpers und die des Gehirns in der Zeit.

Für die Āyurvedisten des Altertums, die in Indien – also in der nördlichen Hälfte des Erdballs – lebten, galt:

– im Sommer bewegt sich die Sonne gegen Norden (Āyana Kāla), und dies hat einen Einfluß auf die Stärkung der Aktivität in der südlichen (rechten) und östlichen (vorderen) Seite des menschlichen Körpers;
– im Winter bewegt sich die Sonne gegen Süden (Visarga Kāla), und dies hat einen Einfluß auf die Stärkung der Aktivität in der nördlichen (linken) und westlichen (hinteren) Seite des menschlichen Körpers.
Vergleicht man diese Erkenntnis mit unseren modernen Einsichten in die Tätigkeit des Gehirns, so sieht man, was gemeint ist:
– im Sommer verstärkte Aktivierung des Intellekts und des rational-willentlichen Teiles des menschlichen Gehirns (linke Hälfte des Gehirns) und der Motorik des Körpers (Vorderhorn-Zellen des Rückenmarks);
– im Winter verstärkte Aktivierung des emotionalen und nicht willentlich steuerbaren Anteils des menschlichen Gehirns (rechte Hälfte des Gehirns), ebenso eine erhöhte Sensibilität (Hinterhorn-Neuronen des Rückenmarks).[5]

Man weiß auch, daß im Vergleich zur rechten Gerhirnhälfte die Schmerztoleranz in der linken Hälfte höher hinaufgeschraubt werden kann. Also ist im Sommer eine verminderte Schmerzempfindlichkeit feststellbar, im Winter dagegen eine erhöhte.

Da die Aktivität-/Passivität-Periodik des Menschen sich eher nach der jahreszeitlichen Veränderung des Lichts richtet, das von der Bewegung der Erde um die Sonne, abhängt ist, der Einfluß der Sonne auf das bewußte, willentliche Erleben und die willentliche Aktivität, die von der linken Hälfte des Gehirns ausgeht, stärker als das der rechten Seite.

Die Temperaturschwankungen des Körpers scheinen dagegen von dem 24-Std.-Rhythmus des Mondumlaufs abzuhängen.

Da sein dominanter Einfluß im Winter zu spüren ist, wo die Wirkung der Sonne zurückgeht, kommt dem Mond die Eigenschaften der Winterhälfte zu:
– Synchronisierung
– Konvergenz des Menschen
– Emotionalität
– Zusammenhalt.

Der Körper des Menschen in den Jahreszeiten

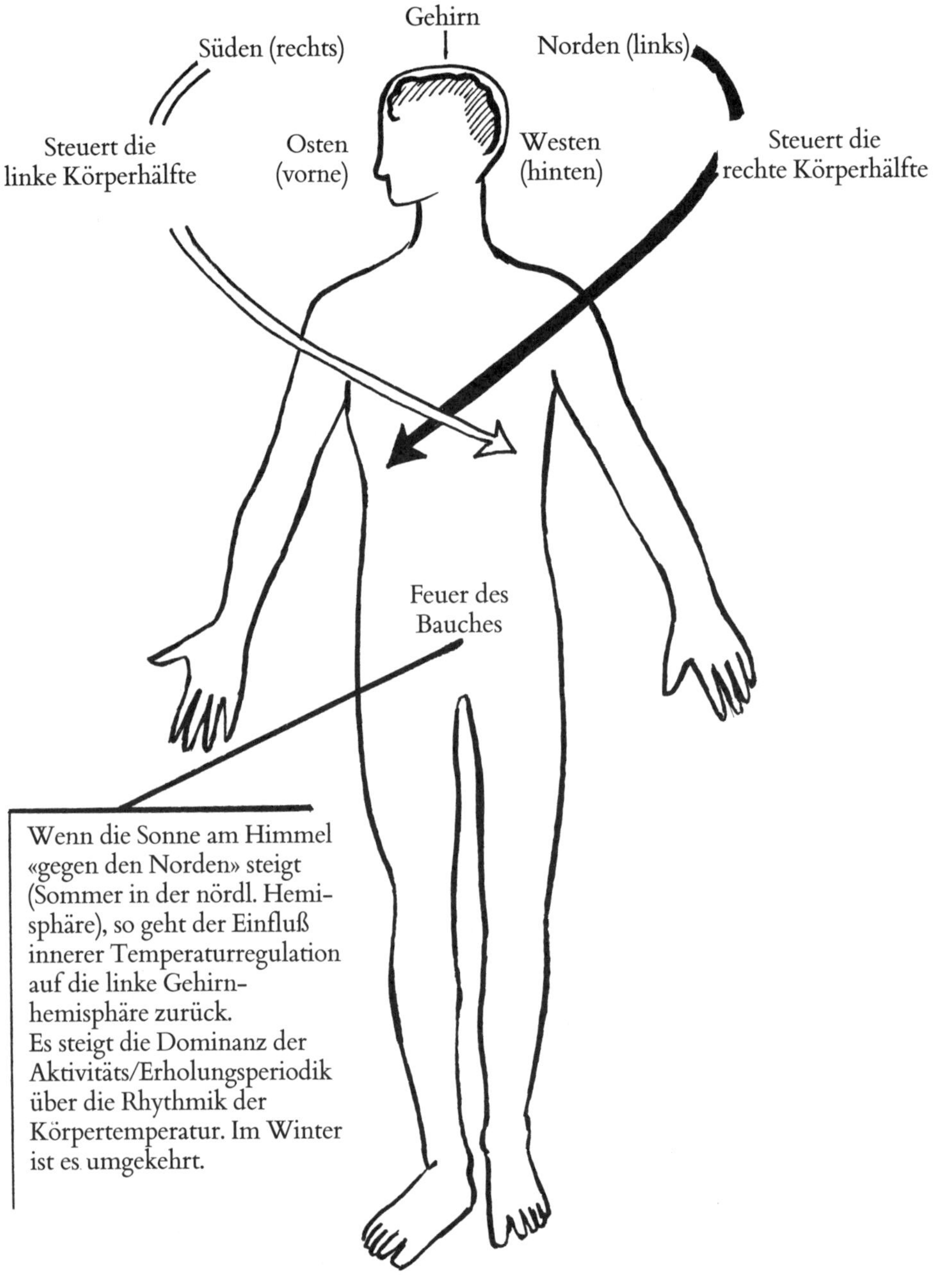
Gehirn
Süden (rechts)
Norden (links)
Steuert die linke Körperhälfte
Osten (vorne)
Westen (hinten)
Steuert die rechte Körperhälfte
Feuer des Bauches
Wenn die Sonne am Himmel «gegen den Norden» steigt (Sommer in der nördl. Hemisphäre), so geht der Einfluß innerer Temperaturregulation auf die linke Gehirnhemisphäre zurück.
Es steigt die Dominanz der Aktivitäts/Erholungsperiodik über die Rhythmik der Körpertemperatur. Im Winter ist es umgekehrt.

All diese Eigenschaften werden demnach durch die Dominanz der Tätigkeit der rechten Gehirnhälfte hervorgebracht.

Āyurveda rückt damit die soziale und Umweltproblematik in eine Stellung, von welcher ihr Einfluß auf den Körper des Menschen und seine Erlebniswelt deutlich ablesbar wird.

An diesem Punkt wird Psychosomatik Wirklichkeit. Es ist nur wichtig, in der Methodik immer genaue Erhebungen zu machen und der eigenen momentanen Einsicht zu mißtrauen.

Der Körper in den Jahreszeiten

Für den Körper des Menschen und seine nervlichen Regulationen bedeutet die linke Hälfte der Großhirnrinde die Seite der Aktivität, die im Sommer stärker angekurbelt wird. Hand in Hand mit dieser Aktivität geht eine stärkere Schmerzempfindlichkeit einher.

Für die Menschen der nördlichen Hemisphäre des Erdballs ist daher der Norden in der linken Hälfte des Kopfes lokalisiert und in der rechten Hälfte des Körpers, der Süden entsprechend umgekehrt. Der Osten ist die vordere Seite des Körpers, der Westen die Rückseite.

Dort, wo wir von der Repräsentanz der Zeit in den Marmas des menschlichen Körpers geredet haben, verwendeten wir die klassische Einteilung der Marmas nach Suśrutas Auffassung. Wir können nun diese Einteilung besser verstehen, ebenso wie die Bedeutung, welche die Symptomatik an diesen Stellen für den Umgang mit dem Körper haben kann.

Die *Agneya-Marmas* (Sadyaprāṇahara) sind solche, die durch eine Verletzung das zentrale Feuer oder Agni treffen würden – und damit den zentralen Zusammenhalt (Temperatur-Periodik), der von der emotionalen Seite unseres Wesens – von der rechten Hirnhälfte und dem Zwischenhirn – ausgeht.

Die *Saumya-Marmas* (Vaikalyakara) überwachen den mehr peripheren Zusammenhang der Aktivitäts-/Erholungs-Periodik. Ihre Verletzung verformt den Körper, da sie die linke Gehirnhälfte und die willkürliche Motorik trifft.

Die sogenannten *Kālāntara-Marmas,* die sowohl Agneya wie auch Saumya-Anteile haben, sind gerade als Schnittpunkte der Aktivität beider Hirnhemisphären bedeutsam. Schmerzfreiheit in ihnen kann einerseits erhöhte Schmerztoleranz durch erhöhte Aktivität der linken Hemisphäre (z.B. durch Erhöhung des Blutdrucks) oder echte Schmerzbewältigung durch Zurücknahme der Aktivität der linken Gehirnhälfte bedeuten (z.B. durch Senkung des Blutdrucks).[6]

In den sogenannten *Rujakara-Marmas* äußert sich Schmerz, wenn eine Desynchronisierung und das Auseinanderfallen von inneren Rhythmen eintritt.

Die Viśalyagña-Marmas fangen eine echte, interne Desynchronisierung auf, durch ein Ankoppeln der einzelnen Körperrhythmen an fremde Rhythmen.[7] Im folgenden werden wir sehen, wie sich die elementare Umweltbedrohung durch Raum, Luft, Feuer, Wasser und Erde in diesen Marmas bemerkbar macht.

Das innere Verdauungsfeuer

Konvergenz oder Divergenz in gesellschaftlichen Prozessen ist von der Fähigkeit des Menschen abhängig, seine Umwelt zu verdauen. Es ist von daher anzunehmen, daß die Konvergenz gesellschaftlicher Prozesse im Winter stärker ist als im Sommer: Im Winter ist ein stärkeres inneres Verdauungsfeuer vorhanden. Dieses sorgt auch für stärkere innere Synchronisierung.

Die elementare Lebensbewältigung

Die Art der Lebensbewältigung und die Mahābhūtas (Elemente)

Die Āyurvedisten beschrieben den Schmerz und das Leiden in ihren Büchern in derselben Weise, wie die Patienten es schilderten. Sagte einer z.B., etwas sei ihm «so schwer», so versuchten sie, diese Schwere in Zusammenhang zu bringen mit der von ihnen diagnostizierten Stärkung oder Schwächung des Lebenszusammenhalts dieses Menschen. Sie beobachteten dessen Regelmäßigkeit im Essen, Trinken und Schlafen, seine sozialen Kontakte, seine Empfindlichkeit für Licht, Hitze, Kälte usw. – und stellten ihre Theorie des menschlichen Erlebens auf.

Nach ihrer Auffassung hat jeder Mensch eine spezifische Art zu leiden. Der eine fühlt sich immer nur durch Schwere bedroht und neigt zu Erkältungskrankheiten (Kapha-Dominanz). Ein anderer dagegen fürchtet die Leichtigkeit. Er gerät in Hektik, verliert die Orientierung, kann nie regelmäßig sein und leidet an Verstopfung (Vāta-Dominanz).

Schmerzerfahrung

Das Schmerzerleben des Menschen im Falle der Krankheit hängt für Āyurveda direkt mit der Stärke seines Verdauungsfeuers zusammen:

– Gesundheit bedeutet ein starkes Verdauungsfeuer und keinen Schmerz

– Krankheit kann ohne Schmerz verlaufen, weil die Schmerzschwelle im Zusammenhang mit einem schwachen Verdauungsfeuer hochgeschraubt wird.

Ein dritter kann die Unregelmäßigkeit überhaupt nicht leiden. Er ist in jeder Hinsicht pünktlich. Aber er fühlt sich in der Sonne sehr unwohl und ist eher durch fieberhafte Erkrankungen bedroht als durch Schnupfen und Überproduktion von Schleim (Pitta-Dominanz).

Um diese zahlreichen, aus der klinischen Praxis erfahrenen Beschreibungen menschlicher Not in ein System zu bringen, ordneten die Āyurvedisten die Symptome der Bedrohung durch die Erde, das Wasser, das Feuer, die Luft und den Raum den tages- und jahreszeitlichen Steuerungen durch Sonne und Mond zu. Beachten Sie dazu die Tabelle auf Seite 128 dieses Buches.

Die Āyurvedisten entdeckten, daß ihre Patienten unterschiedliche Anfälligkeiten hatten, und sahen den Grund dafür in latenten Störungen der Regulationsmechanismen des Körpers. Aus der Betrachtung dieser Anfälligkeiten ermittelten sie die zugrundeliegende Prakṛti in ihrer Dominanz der Empfänglichkeit für die Bedrohung durch Erde, Wasser, Feuer, Luft oder Raum.

Die sogenannte Kapha-Prakṛti ist empfindlich für die Bedrohung durch Erde und Wasser, die Pitta-Prakṛti für die Bedrohung durch Feuer und die Vāta-Prakṛti für die Bedrohung durch Luft und Raum.

Gemeint ist dabei die Sichtung der Symptomatik, welche sich in Merkmalen der Bedrohung als

– Versteifung durch die Erde
– Erstickung durch Wasser
– Verbrennen durch Feuer
– Verlust an Halt durch Luft
– Verlust des Erlebens des Konkreten durch Raum

auf dem Hintergrund der Tag-/Nacht-Periodik zeigt. Je nachdem wie sich die Störungen von Rhythmen äußern, kann man die Dominanz der Anfälligkeit der Patienten und damit der Prakṛti ermitteln. Erst dann ist es möglich, mit der Behandlung zu beginnen.

Der Einfluß der Umwelt auf die Kernrhythmen

Das individuelle Verhalten eines Menschen ist oft abhängig von sozialen Zeitgebern und Raumgestaltern, wie wir gesehen haben. Diese sind als heteronome oder von aussen herangetragene «Uhren» zu verstehen, welche die inneren (endogenen) Uhren des Körpers verstellen. In verschiedenen Experimenten haben Forscher auf dem Gebiet der Chronobiologie versucht, solche Zeitgebung und Raumgestaltung künstlich nachzumachen, um ihren Einfluß auf die Tag-/Nacht-Rhythmen der Versuchspersonen genauer festzustellen.

R. Wever und J. Aschoff stellten bei echter interner Desynchronisierung, welche durch künstliche Steigerung der Zimmertemperatur und der Lichtintensität erzeugt wurde, auch eine Reihe rhythmischer Veränderungen in den physiologischen Abläufen im Körper der Versuchspersonen fest:

– Die tageszeitliche Schwankung des Urinvolumens und der Calciumausscheidung im Urin war in Einklang mit der Schlaf-/Wach-Periodik (Aktivität/Erholung).
– Die Schwankung der Elektrolyten Natrium und Kalium im Urin war in Einklang mit dem Temperaturrhythmus.

Die Menge des Calciums im Blut ist wichtig u.a. für die Aktivität der Muskulatur des Körpers, die feine Regulation von Natrium und Kalium für die Konstanterhaltung seines Wasserhaushalts. Das Verhältnis von Kraft zu Zeit, das die subjektive Einschätzung unserer Leistungsfähigkeit bedingt, ist damit von diesen biochemischen Regulationen abhängig. Die Arbeitswelt kann diese Regulationen offensichtlich empfindlich stören. Daher wäre es wichtig, sich mit den Methoden der Systemanalyse, die uns Āyurveda bietet, zu beschäftigen, um die Ursachen solcher Störungen erkennen und beseitigen zu können.

Wenn wir uns jetzt der Frage der Ernährung des Körpers widmen, dann wollen wir den Akzent auf die grundlegende Idee der Synchronisierung der Kernrhythmen für Temperatur und Aktivität/Erholung legen. Damit soll der Sinn der vielen Einzelvorschriften über Ernährung verständlich werden, mit denen man in den verschiedenen Āyurveda-Büchern konfrontiert wird. Um dies zu erläutern werden wir hauptsächlich auf den Einfluß der Nahrung auf den Calcium-Pegel im Blut und auf die Rückresorption von Natrium durch die Niere eingehen.

Kernrhythmen und die Prakṛti

Die Analyse der Symtpome der beiden Hauptgruppen von Gelenkerkrankungen im Empfinden des Patienten soll als Beispiel für das Vorgehen der Āyurvedisten dienen: Diese zwei Hauptgruppen werden in Āyurveda bezeichnet als

– *Sandhi-Vāta* (in moderner Terminologie degenerative und schmerzhafte Gelenkerkrankungen; Osteoarthritis);
– *Āma-Vāta* – (für uns heute: durch Schlacken und Ablagerungen verursachte entzündliche und schmerzhafte Gelenkerkrankungen; rheumatische Arthritis).

In beiden Fällen wird die Bedrohung durch die Erde gespürt: Man versteift und hat das Gefühl, in den betroffenen Gelenken zugegipst oder festgekittet zu werden. Man kann sich nur schwer bewegen.

Doch im Falle von Sandhi-Vāta ist kein Schweregefühl vorhanden, im Falle von Āma-Vāta dagegen ein starkes. Schwere ist eine Eigenschaft, die offensichtlich durch den Schlafzustand und die Nacht ebenso begünstigt wird wie die Zunahme an Härte, Trägheit, Stabilität und Masse. In der Erkrankung wurden diese Eigenschaften offensichtlich durch falsches Verhalten und falsche Ernährung vom Patienten so lange bevorzugt, bis er in die Falle des Kapha-Doṣa gelockt wurde. Hier zeigt sich ihm die Erde auch noch von der Seite des Aufreibenden (khara) und Kantigen und klar Umrissenen (viśada). Die schneidenden Schmerzen, die er in den kalten, nächtlichen oder den ruhigen Phasen seines Tages erlebt, werden daher als schmerzhafte Bedrohung durch Erde im Horizont der Luft bezeichnet. Er sollte daher den Schlaf bei Tag vermeiden.

In Sandhi-Vāta dagegen ist wiederum die Erde als Blockade der Beweglichkeit der Gelenke im Spiel. Doch ist hier die übertriebene Reibung (khara) und Kantigkeit (viśada) durch die Überaktivität des Patienten die Ursache. Hier allerdings auch in Übereinstimmung mit Kälte. Die aktiven Phasen und muskuläre Tätigkeit steigern die Schmerzen, die nächtlichen, kalten und ruhigen Phasen bringen dagegen Linderung.

Bei Āma-Vāta werden daher trockene, heiße Sandbäder empfohlen: Sie sollen die Schlacken (Unverdautes=Āma) aus dem Leib herausholen. Um die Schlacken in Bewegung zu setzen,wird Rizinusöl verabreicht und Fasten empfohlen.

Bei Sandhi-Vāta dagegen werden Ruhe, Kühle, lauwarme Feuchtigkeit und Ölmassagen von Nutzen sein.

Dieses Beispiel ist nur zur Verdeutlichung der Differenziertheit des Vorgehens in Āyurveda geschildert worden. Im Falle einer ernsthaften Erkrankung muß natürlich ein erfahrener Āyurveda-Arzt aufgesucht werden, um über die Ursache der Krankheit Klarheit zu bekommen. Doch ist dieses Buch nicht für Kranke geschrieben, sondern für gesunde Menschen, die ihr Verhalten und ihre Eßgewohnheiten zur längerfristigen Erhaltung ihrer Gesundheit ändern wollen.

Zu diesem Zweck möchte ich auf zwei Testverfahren für Gesunde hinweisen:

– Bei Verstärkung eines bestimmten Verhaltens verstärkt sich das Unwohlgefühl (Upaśaya).
– Bei Verstärkung des gegensätzlichen Verhaltens verstärkt sich das Wohlgefühl (Anupaśaya).

Aus diesen beiden Verfahren kann man lernen, das gesundheitsfördernde Verhalten zu präzisieren. Doch das bedeutet viel Übung und regelmäßige Beobachtung.

Agni – der Wärmeproduzent im Körper und die innere Tag-/Nacht-Rhythmik

Die Wärmeproduktion und circadiane Rhythmik

Für eine sinnvolle Ernährungspraxis ist es unerläßlich, den Rhythmus der Ausscheidung des Calciums im Harn und seines Gleichgewichts im Blut zu berücksichtigen. Die mechanische Zufuhr von Calcium durch den Mund hat offensichtlich wenig Wirkung auf diesen Prozeß. Andererseits wissen wir aber, daß der Speichel auch wegen des Calciumgehaltes der Zähne fein reguliert wird. Bei einem mehr zur Säure tendierenden Speichel, wird Calcium aus den Zähnen mobilisiert, bei einem konstant neutral oder alkalisch gehaltenen Speichel werden die Zähne nicht angegriffen. Mit der Produktion von dünnem Spülspeichel oder zähflüssigem Speichel verändert sich auch der Appetit und das Verlangen nach verschiedenen Geschmacksrichtungen.

Bekanntlich wird der dünne Spülspeichel durch parasympathische nervliche Steuerungen verursacht – d.h. in mehr entspannter Stimmungslage, während der dickere, zähflüssigere Speichel durch stärkere sympathische Innervierung bewirkt wird –, mit anderen Worten: gesteigerte Aktivität führt zu einer gesteigerten Calcium-Mobilisierung aus den Knochen.[8] Im Sommer jedoch ist die gesteigerte Aktivität durch Verlängerung des subjektiven Gefühls für das Wachsein gegeben. Den Menschen, bei denen die Rückresorption des Calciums von sich aus gut funktioniert, kommt der Appetit zu Hilfe. Sie verlangen automatisch nach süßer und proteinreicher Nahrung, um ihren Calciumhaushalt zu stabilisieren. Doch weiß man, daß Proteine wegen der komplizierten Ab- und Aufbauprozesse im Körper etwa 20 % weniger Wärme liefern als Kohlehydrate und Fette. Mit anderen Worten, der Mensch, der sich von Proteinen ernährt, muß 140% essen, um 100% existieren zu können. Dies läßt ihn, zumindest für seine Umwelt, als Vielfraß erscheinen; denn bei der Steigerung seines Grundumsatzes im Körper braucht er entsprechend mehr.

Proteinreiche Nahrung steigert die Rückresorption von Calcium in der Niere. Es ist wichtig, diese Tatsache in Zusammenhang mit der Temperatur unserer Umgebung, der Jahreszeit und dem Einfluß der Calcium-Rückresorption zu sehen. Das aus den Knochen für die Regulation des Plasma-Calcium-Spiegels mobilisierte Calcium wird in der Hauptsache im Harn ausgeschieden, bzw. durch die Niere rückresorbiert, das überschüssige (aus der Nahrung zugeführte) Calcium vom Darm ausgeschieden.

Dabei betrifft diese Wärmeproduktion und ihre Regelung nicht die Aktivitäts-/ Erholungsperiodik, welche er vom Appetit her durch die Regulation des Calcium-Haushalts in den Griff zu bekommen versucht.

Von der Wärmeproduktion betroffen ist auch zusätzlich der Natrium/Kalium-Haushalt, der synchron zur Schwankung der Körpertemperatur läuft. Hier gerät die Regulation unter Spannung, da

– man Proteine nicht so leicht und ohne Umwandlung für Temperatur-Speicher brauchbar machen kann;
– überschüssige Wärme von Proteinen lediglich im Winter zur Deckung des Wärmebedarfs des Körpers verwendet werden kann. Im Sommer geht sie an die Umgebung verloren;
– überschüssige Proteine durch den Darm ausgeschieden werden.

Die Vāta-Prakṛti

Der menschliche Körper, der unter der Spannung steht, eine konstante Temperaturregulation zu schaffen, versucht gleichzeitig durch Erhöhung der Pufferkapazität des Blutes zu verhindern, daß zuviel Kohlendioxid abgeatmet wird. Wenn nämlich zuviel Kohlendioxid abgeatmet wird, scheidet der Körper mehr Calcium aus und braucht wiederum Natrium und Kaliumsalze sowie Säuren. Der Appetit solcher Menschen verlangt infolgedessen nach:

– einerseits süssen,
– andererseits sauren,
– salzigen und
– proteinreichen Speisen.

Er selber steht unter innerer Spannung, weil er dauernd versuchen muß, an Nahrung heranzukommen, wenn seine Depots leer werden. Schließlich hat er innerlich keine so große Speicherkapazität. Die Bedrohung der Elemente, die sich im Körper eines solchen Menschen äußert, ist vergleichbar mit der Bedrohung durch eine Landschaft, in der es keinerlei Wasser gibt. Wenn die Sonne auf eine Wüste niederbrennt, ist es unerträglich heiß, und sobald sie weg ist, wird es sehr kalt. Ein Mensch, der innerlich so gejagt wird, ist permanent hungrig, weil er nur durch Nahrung ein Bollwerk gegen die Bedrohung schaffen kann. In der menschlichen Gemeinschaft erscheint er unruhig und gehetzt, ein Vielfraß, sprunghaft und reizbar. Spitznamen wie Luftikus, Windbeutel usw. zeigen, daß sich andere instinktiv vor dieser Bedrohung schützen möchten. Sie verstehen es aber nicht, diese «Krankheit» präzise in Worte zu fassen, und machen schließlich aus dem, was in Āyurveda eine in Vāta entstandene Prakṛti (Vātaja Prakṛti) ist, einen schlechten Charakter.

Das hat jedoch nichts mit der äußeren Erscheinung zu tun; ob einer dick oder dünn, blond oder schwarz ist, spielt hier keine Rolle.

Die Kapha-Prakṛti

Das Gegenstück dazu, die Kapha-Prakṛti, ist mit guter Speicher-Kapazität ausgestattet. Ein Mensch dieser Art kann daher mit einer ganz anderen und auch mit wenig Nahrung auskommen. Er fühlt sich nicht von der «Wüste» bedroht. Sein Appetit tendiert eher zu:

– scharf
– bitter und
– zusammenziehenden Speisen (z.B. Salbei)

Während ein solcher Mensch nicht gehetzt, geschwätzig, unruhig und reizbar ist, kann er durch seine Ruhe auf manche wie ein Fels in der Brandung wirken, auf andere wiederum, die ihm ähnlich sind, wie eine Bedrohung durch Sumpf und Trägheit. Sie beschimpfen ihn dann als «Phlegma» oder «faulen Sack».

Man muß bei all solchen oberflächlichen Charakter-Beurteilungen berücksichtigen, daß diejenigen, welche sie aussprechen, sich ebenfalls durch den Zustand bedroht fühlen, den sie in dem Menschen verkörpert sehen, den sie beurteilen.

Es geht hier darum, diese Bedrohung in ihrer Ursache zu beschreiben, nicht aber, um Typologien für die gewöhnliche «Schubladen-Mentalität» zu liefern.

Die Pitta-Prakṛti

Zwischen den beiden genannten Prakṛtis ist noch eine dritte zu benennen, die von beiden etwas hat. Es ist die sog. Pittaja-Prakṛti, die in Pitta entstandene Prakṛti. Diese Prakṛti scheint ein Teilproblem bei der Regulation des Calcium-Pegels im Blut zu spüren, aber nicht besonders auf die richtige Regulation der Pufferung des Blutes zu achten. In ihrer Aktivität zeigt sie eine Tendenz zur Übersäuerung: daher vermeidet sie instinktiv Säuren und Salze, sowie alles, was durch starke Reizung des Verdauungstraktes (wie scharfe Speisen) eine Störung dieses Gleichgewichts bedeuten würde. Scharfe Speisen können die Wärmeabgabe durch die Poren des Körpers steigern und auf diese Weise Veränderungen in der Wärme- Regulation bedeuten. Da der Körper solcher Menschen nicht sehr gut mit Wärme- und Energie-Speicher arbeitet, vermeidet er instinktiv solche Speisen, die ihm seine geringen Reserven angreifen könnten.

Während die Kaphaja-Prakṛti scharfe Speisen leicht vertragen kann, lösen dieselben Speisen in derselben Menge beim Pittja-Prakṛti-Typ heftige Reaktionen aus: Er schwitzt, seine Augen tränen und er verlangt sofort nach Wasser, um den «Brand» zu löschen.

Dieser Körper scheint die Bedrohung durch Feuer ständig zu spüren. Zusammenziehende Substanzen wirken entzündungshemmend, d.h. gegen das stechende und brennende Gefühl, das durch Feuer entsteht (gerbstoffreiche Arzneimittel wie getrocknete Heidelbeeren). Für den Genuß solcher Substanzen hat der Pittja-Prakṛti-Typ eine Vorliebe, ebenso für solche, die ihm Kühle verschaffen.

Dagegen hat er eine Neigung für proteinreiche und damit «schwer verdauliche» Nahrung (die hierzu einer Reihe von Enzymen oder Katalysatoren bedarf) ähnlich, wie der Vātaja-Prakṛti. Im Gegensatz zur Vātaja-Prakṛti kann diese Prakṛti besser ihre Aktivität und dadurch die Gefährdung durch Abatmung von Kohlendioxid abwehren. Sie benötigt zudem Bitterstoffe, um die Magensaftsekretion konstant hochzuhalten. Die Vātaja-Prakṛti dagegen vermeidet sie instinktiv.

Geschmacksrichtungen und Prakṛti

Geschmack	Abneigung gegen	Prakṛti
süß sauer salzig	↔ ↔ ↔	Kapha
sauer salzig scharf	↔ ↔ ↔	Pitta
scharf bitter zusammenziehend	↔ ↔ ↔	Vāta

Die Prakṛti-Analyse und die Konsequenzen für das Eßverhalten

Wir können uns in diesem Buch lediglich jenen Aspekten des Āyurveda widmen, die das intuitive Erlebnis der eigenen Kraft zur subjektiven Wahrnehmung der Zeit, die einem zur Verfügung steht, um diese Kraft einzusetzen, betreffen. Dieses Verhältnis von Kraft zur Zeit wird in Āyurveda Balam genannt. Es ist das Konkrete, das sich im Horizont der Elemente zeigt. Die Horizonte werden in bezug auf dieses Konkrete *Vīrya* genannt. Vier besonders wichtige Gegensatzpaare werden für die Beurteilung der konkreten Kraft eines Menschen in seiner subjektiven Zeit angegeben.

Balam ist der Zustand, in welchem er konkret Kälte und Schwere oder Wärme und Leichtigkeit spürt. Er weiss nicht von vornherein, woher dieser Zustand kommt. Das, wonach er sucht, um seinen Gefühlszustand zu erhellen, ist Vīrya, die «unsichtbare Kraft», die seinen konkreten «kraftvollen» oder «kraftleeren Zustand» (Balam) hervorruft.

Das konkrete *«Schwere-Gefühl»* kann zum Beispiel als Verlust an Kraft nach einem Mittagsmahl erlebt werden (Müdigkeit und Schläfrigkeit auf dem Höhepunkt des

Die Tabelle 6.2 gibt ihre Zuordnung zu den Mahābhūtas:

Guṇa	Mahābhūta	Gegensatz-Guṇa	Gegensatz-Mahābhūta
schwer (guru)	Erde (Pṛthvi)	leicht (laghu)	Luft (Vāyu Feuer (Agni)
träge (manda)	Erde (Pṛthvi) Wasser (Jala)	scharf (tīkṣṇa)	Feuer (Agni)
viskös (snigdha)	Wasser (Jala)	rauh (rūkṣa)	Feuer (Agni) Luft (Vāyu)
kalt (śīta)	Wasser (Jala) Luft (Vāyu)	warm (uṣṇa)	Feuer (Agni)
leicht (laghu)	Luft (Vāyu) Feuer (Agni)	schwer (guru)	Erde (Pṛthvi)
scharf (tikṣṇa)	Feuer (Agni)	träge (manda)	Erde (Pṛthvi) Wasser (Jala)
rauh (rukṣa)	Feuer (Agni) Luft (Vāyu)	viskös (snigdha)	Wasser (Jala)
warm (uṣṇa)	Feuer (Agni)	kalt (śīta)	Wasser (Jala) Luft (Vāyu)

Tages). Der Grund dafür liegt im «Körper-Horizont» oder «Kraft-Horizont» (Vīrya) des Erlebenden. Der Verdauungsvorgang fordert ihn sehr und zerrt an seiner Kraft. Das läßt auf ein mittelmäßiges Verdauungsfeuer schliessen.

Dem Körper eines solchen Menschen ist diese Schwäche oder Inkompetenz bewußt: Er kann sie kompensieren: durch eine andere innere Regulation aufwiegen. Auf dem Höhepunkt der Lichtintensität im Sommer (für den Jahresrhythmus) und am Mittag (für den Tagesrhythmus) wird sein Körper *träge* (manda). Diese Trägheit ist durch den sogenannten *Kapha-Dosa* vorbereitet. Ein Mensch, der seine Kraftzustände und seine Schwäche-Anfälle beobachtet und zum Ergebnis kommt, das *Schwere, Trägheit* und ein schwaches *Verdauungsfeuer* in seinem Körper zusammenwirken, erkennt diese Falle. Entsprechend wird er sich hüten, sein Verdauungsfeuer durch zuviel schwer und träge machende Nahrungsmittel zu strapazieren.

In Āyurveda geht man vom Geschmack aus. Die vom Kapha geprägte Prakṛti vermeidet einerseits instinktiv süße, saure und salzige Speisen: Sie möchte ihr schwaches Verdauungsfeuer nicht durch solche Nahrung weiter schwächen. Andererseits bevorzugt sie bittere, scharfe und zusammenziehende Speisen, weil sie das innere Feuer stärken können.

Aus ähnlichen Gründen erklärt Āyurveda die Vorliebe der Vātaja-Prakṛti für süße, saure und salzige Speisen und ihre Abneigung gegen bittere, scharfe und zusammenziehende Speisen. Diese innere Logik des Körpers läßt die Pittaja-Prakṛti saure, salzige und scharfe Speisen vermeiden, bittere, zusammenziehende und süße dagegen bevorzugen.

Āyurveda rät jedem dazu, seinem von der Prakṛti geprägten Urgeschmack zu folgen. Doch hier verführt uns oft der Konsumzwang mit seinen vielen Mechanismen zur Bedürfniserweckung und Bedürfnisbefriedigung. Wir wissen zum Schluß gar nicht, was unser Körper eigentlich braucht: stecken uns Zigaretten in den Mund oder «feuern uns an» mit Alkohol. Im letzten Teil dieses Kapitels schildern wir einen Fall, der vor leichtsinnigem Umgang mit der Prakṛti-Analyse warnen soll. Der Sinn aller Überlegungen zum Thema Prakṛti liegt darin, die Menschen auf den Erdboden herunterzuholen, sie mit ihrem Körper und ihren Bedürfnissen zu konfrontieren. Alles, was dahin zielt, den Körper wegzudiskutieren, muß aus der Diskussion der Prakṛti verbannt werden. Es sind vor allem Klischees und Verallgemeinerungen , die das Verständnis für die Tarnversuche des Körpers blockieren und so die Chance nehmen, sich in der Demaskierung zu entspannen und unter Umständen gesund zu werden.

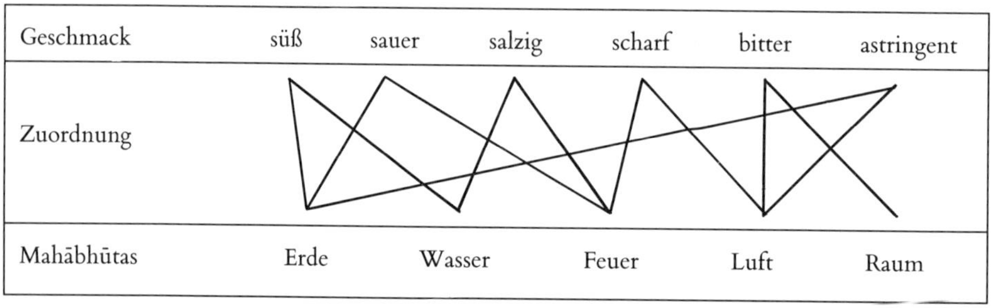

Klassifizierung von Substanzen nach ihrer Wirkung

Soma – Wirkung auf den Schlaf- und Nachtzustand		Agni – Wirkung auf den Wach- und Tagzustand	
1. guru	– schwer, erschwerend	1. laghu	– leicht, erleichternd
2. śīta	– kühlend, kalt	2. uṣṇa	– heiß, erhitzend, erwärmend
3. snigdha	– ölig, viskös, klebrig	3. rūkṣa	– trocken, rauh, Reibung ermöglichend
4. manda	– langsam, träge, schlapp	4. tīkṣṇa	– scharf, pieksend, stechend, auch brennend, beißend, ätzend
5. sthīra	– stabil, standfest, nicht schwankend, standortgebend	5. sara	– fließend, flüssig, schwankend, den Standort ständig verändernd
6. kaṭhina	– hart	6. mṛdu	– weich, Bewegung angenehm machend (bei Körpersäften etc.)
7. pichchila	– schleimig, balsamig, auch trüb	7. viśada	– klar
8. ślakṣṇa	– weich, Reibung angenehm machend	8. khara	– rauh, Reibung unangenehm machend, u.a. im Geschmack
9. sthūla	– grob, grobschlächtig	9. sūkṣma	– subtil, fein
10. sandra	– halbfest	10. drava	– flüssig, wässrig

Der Test der Prakṛti anhand des Geschmacks und des Verhaltens

Um die eigene Prakṛti wie die eines anderen Menschen zu kennen, reicht es nicht, seine Gewohnheiten regelmäßig zu beobachten. Die «Instrumente», die man benützt, um sich zu beobachten, müssen entsprechend «geeicht» werden. Ich beschreibe hier einige der Methoden, die ich zur Eichung des Instrumentariums verwendete. Diese Methoden sollten Fehlerquellen bei der Untersuchung dieser höchstempfindlichen Phänomene, wie der Geschmack eines ist, auf ein Minimum reduzieren.

Ich ging davon aus, daß die Prakṛti des Menschen eine Abneigung gegen den Geschmack hegen würde, der ihr nicht zuträglich ist. Sie würde ihn daher unter einer großen Menge anderer Geschmacksrichtungen sofort herausfinden. Dieses Prinzip legte ich zugrunde bei der Erstellung von Gemischen aus den sechs klassischen Geschmacksvarianten: süß, sauer, salzig, bitter, scharf und zusammenziehend. Die Treffsicherheit der Testpersonen von einem in sehr starker Verdünnung vorhandenen Geschmack in der Probe galt als Maß für die Bestimmung der Prakṛti. Über die genaue Versuchsanordnung kann man sich Auskunft über das IPSG-Projekt (Forschungsstelle für Yoga und Āyurveda in München) holen. Hier soll lediglich über den Fall eines 35jährigen Mannes berichtet werden, der zu einer Gruppe von 18 Personen gehörte, die sich diesem Versuch unterzog. Die Prakṛti dieser Personen wurde nicht nur anhand von 10 ausgesuchten Proben von Geschmacksgemischen festgelegt. Es fand eine Gegenkontrolle anhand der 8 Vīrya-Kategorien statt, die im vorigen Abschnitt geschildert wurden. Ein Interview-Verfahren wurde entwickelt, nach dem jeder Teilnehmer die anderen befragen durfte, um einen Eindruck von den dominanten Vīryas im Körper der Gruppenmitglieder zu bekommen. Zum Schluß wurden die Ergebnisse summiert und nach den Häufigkeiten die Prakṛti jedes einzelnen Teilnehmers der Gruppe bestimmt.

In einem dritten Versuch wurden zwei indische Vaidyas (Āyurveda-Aerzte) gebeten, die Prakṛti von vier Personen aus der Gruppe nach ihrem eigenen Befragungsschema gründlich zu überprüfen. In drei Fällen war im wesentlichen eine Uebereinstimmung gegeben.

Im vierten Fall hatte die Gruppe jenen 35jährigen Mann als Pitta-/Kaphaja-Prakṛti bezeichnet. Die Vaidyas hingegen stellten eine Dominanz von Vāta fest und neigten dazu, ihn als eine Vātaja-Prakṛti zu klassifizieren.

Die schroffe Abweisung dieses Teilnehmers gegen gutgemeinte Beziehungsangebote der anderen, seine sprunghafte Art in Gesprächen, sein Nicht-beteiligt-Sein an den Gruppengesprächen und seine Fähigkeit, durch Witze ernste Sachverhalte plötzlich ins Lächerliche zu ziehen, war allen Mitgliedern der Gruppe schon lange aufgefallen.

Sein Stottern, seine Neigung zu Bronchialinfekten, der Knochenbau seines Brustkorbs, seine Kälteempfindlichkeit und sein Umgang mit Rauschmitteln waren weitere Zeichen, die alle in Richtung «Dominanz des Vāta-Doṣa» hätten interpretiert werden können. Die Gruppenmitglieder spürten aber instinktiv hinter diesem Verhalten einen Tarnversuch des Körpers und interpretierten diesen als Konflikt, der irgendwann im Verlauf der Sozialisation dieses Mannes in seiner Kindheit entstanden war.

Aber erst, als er von den Vaidyas als Vātaja-Prakṛti gestempelt wurde, erzählte er nach einer schlaflosen Nacht von dem Dauerkonflikt, unter welchem er in seinem Elternhaus gelitten hatte:

– Sein Vater, ein untersetzter, muskulöser Mann, hatte wenig Kontakt zu seiner Frau und seinem Sohn. Dieser habe ihn in der Kindheit nur als strafenden, prügelnden Elternteil gekannt. Eine andere Beziehung zu seinem Sohn habe bis zum frühen Tod des Vaters nicht bestanden.
– Zu seiner Mutter pflege der Sohn heute eine distanzierte Beziehung. Sie habe ihn auf die Idee gebracht, daß der Vater schuld an ihrem beiderseitigen Elend gewesen sei. Er habe meistens zu ihr gehalten, wenn es früher um Streitigkeiten in finanziellen und sonstigen Angelegenheiten zwischen seinen Eltern gegangen war. Jetzt aber sehe er ein, daß er sich nichts Gutes tue, wenn er sich in seinem eigenen Verhalten zu sehr nach ihren Vorstellungen richte.

Aus der Besprechung mit den Vaidyas hatte sich weiterhin ergeben, daß er immer wieder zu Bronchialinfekten neigte und jeweils versuche, sie durch rein pflanzliche Mittel zu heilen, bis es nicht mehr «gehe». Fast regelmäßig sei er dann «gezwungen», Antibiotika zu nehmen. Die Vaidyas interpretierten dies als Mangel an Widerstandskräften und somit als Mangel an Kapha und verbuchten so wiederum einen Punkt zur Unterstützung ihrer These der Vāta-Prakṛti dieses Menschen. Des weiteren fanden sie, daß das Brustbein der Versuchsperson hervortrat und daß ihnen der Brustkorb schmal erschien, was sie als erneute Bestätigung ihrer These betrachteten. Auch war die Versuchsperson sehr empfindlich in den Waden, die als Kālāntara-Marmas begriffen wurden, d.h. als solche, die bei Schmerz eine Bedrohung durch die Luft andeuten.

Die alten āyurvedischen Texte vergleichen Menschen, die eine Vātaja-Prakṛti darstellen, mit scheuen Tieren, die sich aus Furcht vor Raubtieren zu Schnelläufern und Zehengängern entwickelt haben. Sie verfügen über eine starke Empfindsamkeit für herannahende Drohungen und Gefahren in ihren Beinen, vor allem im Bereich der Waden.[9]

Bei einem Menschen, der diese Merkmale aufweist, gilt es jedoch zu unterscheiden zwischen der nach seiner Meinung aus der Umwelt drohenden Gefahr und der (im Innern empfundenen: von seinen endogenen Rhythmen abgeleiteten) Inkompetenz, die als Gefahr erlebt wird. Einerseits die Natur von Vater und Mutter in sich tragend, empfindet das Individuum solche Handlungen von Vater und Mutter, die nicht lebensbejahend, also nicht aus Sattva geschehen, als für sein Leben bedrohlich. Denn diese Handlungen unterstützen Tendenzen seiner Natur. In unserem Falle sind es die Pitta- und Kapha-Tendenzen der inneren Natur, die wegen der Fehlhandlungen der Eltern vermieden werden, um sie durch Vāta-Tarnungen zu beschwichtigen.

Bezeichnend hierfür ist der Platz der Versuchspersonen in einem Spiel, in welchem die Teilnehmer der Gruppe sagen mußten, in welche Personen aus der Gruppe sie emotional viel investiert und viel oder wenig zurückbekommen hätten. Auch hier war der Platz der Versuchspersonen mehr in Sattva. Die Teilnehmer der Gruppe hatten den Eindruck, daß sie weniger in ihn investiert und mehr von ihm zurückbekommen hätten. Bei einem anderen Spiel, in welchem die Teilnehmer gefragt worden waren, zu wem sie hingehen würden, wenn sie sich emotional verunsichert fühlen, hatte er den höchsten Rangplatz erzielt. Offensichtlich machte er einen stabilisierenden und vertrauenerweckenden Eindruck. Dies sind keine Eigenschaften, die bei einem von Haltlosigkeit und innerer Wüste bedrohten Individuum zu finden sind.

Dieses Beispiel zeigt, daß es bei der Ermittlung der Prakṛti ganz entschieden darauf ankommt, zwischen der Situation in der Arzt-Praxis und der Situation in der Gesund heitsbildung zu unterscheiden. Zum Vaidya geht man in erster Linie dann, wenn man krank ist und Hilfe sucht. Hier kann der Vaidya vieles erfragen und erfahren, was ihm der Patient unter normalen Umständen vielleicht nicht anvertrauen würde.

In der Gesundheitsbildung, wo mit Gruppen- und zwischenmenschlicher Interaktion gearbeitet wird, kann der Vaidya zu Fehleinschätzungen gelangen. Und vor allem ist es für ihn auch nicht wichtig, seinen eigenen sozialen Standort im sozialen Raum und in der sozialen Zeit zu überprüfen.

In Indien wird dieser Aspekt des Gesprächs zwischen dem Vaidya und seinem Patienten heute kaum berücksichtigt. Von daher kann die Prakṛti-Analyse zur Falle für die gesamte Diagnose und die gesamte Therapie werden, wenn sie nicht wissenschaftlich-methodisch, so wie wir es hier vorschlagen, verfeinert wird. Man sollte hierbei bedenken, daß die Verhaltensweisen eines Menschen in seiner Kindheit von der Abwehr der bedrohlichen Horizonte seiner Eltern in Rajas- und Tamas-Situationen der Familie geprägt sind. Ein Junge, der zumindest von der Gruppe seiner Klassenkameraden als Pitta-/Kapha-Prakṛti eingeschätzt wird, hat auch Anteile der Prakṛtis seiner Eltern in sich. In Sattva-Situationen seines Familienlebens sieht er keine Gefahr, wenn er sie mit seinen Eltern auslebt. Aber in lebensbedrohlichen Situationen des Konflikts (Rajas) und der Verstocktheit (Tamas) wird er, wenn er selber das Leben bejaht, den Ausweg in der Tarnung seiner Erlebnis-Horizonte suchen. Aus diesem Grund entstehen in konfliktreichen Familien Tarnungen, die in der verunsichernden Gruppensituation erst abgebaut werden müssen, damit sich die endogenen Strukturen der rhythmischen Veränderungen des Lebens bei den Versuchspersonen zeigen können.

Die Personen derselben Gruppe, in welcher dieser Mann sich befand, unterzogen sich einem vierten Versuch: Sie haben ihre Oral- und Rektaltemperatur über 30 Tage morgens und abends gemessen und verglichen dann diese Werte gemeinsam. Die Differenz zwischen den Durchschnittswerten der Oral- oder der Rektal- (Enddarm-)

Temperaturen morgens und abends gab ein Maß für die Aktivität des Kühlzentrums des Körpers. Morgens, wenn die Wärme und die Lichtintensität im Steigen begriffen sind, macht sich das Kühlzentrum im Zwischenhirn durch die Senkung der Rektaltemperatur bemerkbar. Bei den Männern dieser Gruppe, bei denen offensichtlich die Aktivität des Kühlzentrums stärker als die des Wärmezentrums war, zeigte sich die Tendenz zur leichten Temperaturerhöhung am Abend, bei den Frauen dagegen war die Tendenz in umgekehrter Richtung zu verzeichnen.

Auch die Differenz zwischen den oralen und rektalen Werten bei den Messungen morgens oder abends wurde berücksichtigt. Dies gab ein Maß der Speicherkapazität der erzeugten Wärme durch die «Kühleinrichtungen» des Körpers.

Die Streuung (Standard-Abweichung) wurde berücksichtigt. Dies gab Auskunft über die innere Spannung, unter welcher das Zwischenhirn arbeitet.

Eine kurze Rückblende auf die im Kapitel V erläuterten Auswirkungen der Veränderungen der Lichtintensität auf unser Gerhirn soll die zugrundeliegenden Arbeitshypothesen dieses Versuchs erläutern: Man weiß, daß die Rektaltemperatur vor dem Aufstehen im Steigen begriffen ist, vor dem Schlafengehen dagegen im Fallen. Doch vergleicht man die Werte miteinander, so sieht man, daß es durchschnittliche Unterschiede zwischen Männern und Frauen gibt:

– Die Männer scheinen die Zunahme des Lichtes am Tag mit einer stärkeren Zurücknahme der Enddarmtemperatur zu beantworten. Dies können sie durch verstärkte Aktivität der Skelettmuskeln ausgleichen.

– Die Frauen scheinen das Herannahen der Dunkelheit mit stärkerer Zurücknahme der Enddarmtemperatur zu beantworten.

Das «Verdauungsfeuer» der Frauen ist stärker an den «Rhythmus des Mondes» gekoppelt. Daher geschieht eine stärkere Regulation bei «verstärktem Mondeinfluß». Das «Verdauungsfeuer» des Mannes dagegen ist stärker mit dem «Rhythmus der Sonne» gekoppelt. Daher bei stärkerem «Sonneneinfluß» auch eine stärkere Gegenregulation.

Im Falle unserer Versuchsperson ergab sich eine wesentlich höhere Streuung bei den Temperaturen morgens und abends als bei allen 17 anderen Mitgliedern der Gruppe. Doch war kein Unterschied in der Durchschnittstemperatur (rektal) zwischen morgens und abends zu merken. Diese war weitaus die niedrigste Körpertemperatur der Gesamtgruppe (36,5° C.)

Diese Ergebnisse zeigen, daß

– dieser 35jährige Mann unter hoher innerer Spannung eine konstante, fast starre Temperaturregulation gegen Außeneinflüsse aufzurichten vermag.

– er das Kühlzentrum stark in Anspruch nimmt. Trotz starker Streuung einzelner Werte peilt er einen niedrigen Durchschnittswert sehr gut an.

– das Wärmezentrum, das auf Kühle in der Außenwelt normalerweise mit stärkerer Produktion innerer Wärme antworten könnte, unterdrückt wird.

Diese beschriebene innere Spannung ist ein Beispiel für die im Kapitel V beschriebene Reizbarkeit (Neurotizismus-Quotient), welche in verunsichernden Situationen zu interner Desynchronisierung führen kann. Wir bezeichnen sie hier jedoch als Vāta-

Störung in einer Pitta-Kaphaja-Prakṛti und nicht wie die Vaidyas als Vātaja-Prakṛti.

Die Versuchsperson hatte nämlich gelernt, bestimmte Verhaltensweisen seiner Eltern instinktiv zu vermeiden. Sein Körper hatte in der Kindheit seine eigene Inkompetenz im Umgang mit Vater und Mutter erkannt und einen Weg aus dem Dilemma in die Vāta-Verhaltensweisen gesucht, um akzeptiert zu werden und um in Konfliktsituationen (Rajas) kein Ärgernis zu sein. Es ist wichtig, diese «leidende innere Natur» zu verstehen, will man ihr aus der inneren Not, die zu diesen Tarnversuchen geführt hat, helfen. Nimmt man jedoch diese Tarnversuche für bare Münze und handelt dementsprechend, so nimmt man auch dieser «Prakṛti» die Möglichkeit, sich zu zeigen; wie sie in Wahrheit in einer «nicht-verunsichernden Situation voller gegenseitiger Akzeptanz» sein kann. Eine Bestärkung der Versuchsperson in seinem Vāta-Verhalten verstärkt mit anderen Worten seinen «Rajas-besetzten Ort» im sozialen Raum. Dies wird für ihn zur Falle, und er wird krank.[10]

In der Prakṛti-Beurteilung ist daher das hier vorgeschlagene disziplinierte Verfahren eher zu empfehlen, als das von Vorurteilen und Oberflächlichkeiten geprägte subjektive Verfahren, das manchmal in Indien bei (meist jüngeren) Āyurvedisten zu beobachten ist.

Rekapitulation VI

1. In diesem Kapitel war es wichtig aufzuzeigen, daß der Appetit und Geschmack eines Menschen Auskunft über tieferliegende Tendenzen seiner chronobiologischen Struktur liefern kann.

2. Dabei war es wichtig, darauf hinzuweisen, daß oberflächliche Gespräche und Erhebungen darüber nicht immer frei von Vorurteilen sind. Es kommt nach meiner Auffassung vielmehr darauf an, die Erhebungen wissenschaftlich-phänomenologisch auszurichten und dies methodisch so in der āyurvedischen Praxis zu verankern, daß Fehleinschätzungen anderer Menschen vermieden werden können.

3. In bezug auf die Ernährung ist die Analyse der eigenen Prakṛti daher in und mit Gruppen offensichtlich von größerer Wichtigkeit als das Ausprobieren neuer Kochrezepte.

4. Das Beobachten der eigenen Temperaturschwankungen im Vergleich zu denen von anderen Mitgliedern einer Selbsthilfegruppe kann Aufschlüsse über die innere Spannung in den Regulationen des Körpers liefern.

5. Bei der transkulturellen Übertragung āyurvedischer Gedanken ist es wichtig, die Familieneinflüsse und die gesellschaftlichen Bedingungen, unter welchen die untersuchten Menschen leben, zu berücksichtigen.

6. Die Prakṛti des Menschen ist dadurch gekennzeichnet, daß sie sich geschickt zu tarnen versteht. Übersieht man das, so verbaut man sich den Weg zu ihr, weil man die Tarnversuche für ihr wahres Wesen hält.

Fußnoten zu Kapitel 6

[1] Vgl. R. Wever: The Circadian System of Man, Stuttgart-New York 1979, S. 83 ff. R. Wevers weitere Arbeiten, wovon ich lediglich durch Fernsehinterviews der letzten Zeit Kenntnis nehmen konnte, bestätigen jedoch den unerschiedlichen Einfluß des Sonnenlichts im Vergleich zur künstlich veränderten Lichtintensität.

[2] R. Wever: ebenda

[3] R. Wever: ebenda. In Zusammenhang mit C. Dwarkanath: Kāyacikitsā, Kap.. 7; Kriyakālas, Bombay 1959, S. 83 ff.

[4] R. Wever: ebenda

[5] R. Wever: ebenda, S. 80 ff.

[6] Zu dieser Deutung des Geschehens im Gehirn geben die Ergebnisse der Untersuchungen von E. Pöppel in letzter Zeit Auskunft (vgl. Lust und Schmerz, Berlin 1982), sowie W. Larbig (Schmerz, Stuttgart 1982) und die jüngsten Versuche mit Biofeedback von N. Birbaumer (in: Das Schmerzsyndrom – eine interdisziplinäre Aufgabe, Weinheim 1987).

[7] Vgl. dazu bes. Bd. 5 und 6 meiner Reihe: Yoga – Elementarkurs, München 1987.

[8] Vgl. dazu: Pathibiochemie, eine Einführung für Studierende und Ärzte, hrsg. von P. Karlson et. al., Stuttgart-New York 1982/2, S. 130 ff.

[9] Vgl. dazu meine Ausführungen in: Die Logik des Affektlebens. In: Prana 1980, Bern-München 1979, S. 34-66.

[10] In der Diskussion über neuere Wege der Psychotherapie machen uns Sozialpsychologen wie Soziologen auf das Phänomen des modernen Abbröckelns der Vermittlung des Über-Ichs zwischen der Gesellschaft, als möglichen Ort der Verwirklichung von Wünschen des Ichs, aufmerksam. Mit Rücksicht auf solche Theorien und ihre Auswirkung auf das Phänomen der Mischparadigmen mit den Variablen charismatisch/technisch, monistisch/dualistisch ist unsere Auslegung der āyurvedischen Texte erfolgt. Vgl. dazu K. Horn (Hrsg.): Gruppendynamik und der «subjektive Faktor», Frankfurt a.M. 1973/2, und D. Anthony et.al.: «Neue Religionen unserer Tage» – Arbeitshypothesen und Forschungsrichtungen. In: Prana 1981, Weilheim-Bern-München 1980, S. 174 ff.

Kapitel 7

Schmerz und Zeit in Āyurveda

Schmerz und Zeit in der Marma-Lehre des Suśruta

Ein viel diskutiertes Problem der psychosomatischen Medizin ist die Frage nach der Spezifität des Angriffs eines psychosozialen Konflikts auf den Körper des Menschen (d.h. mit welchem Grad an Eindeutigkeit man eine psychische Ursache für eine körperliche Erkrankung verantwortlich machen kann). Die Fragestellung ist jedoch in sich schon verkehrt: Es zeugt von wissenschaftlicher Voreingenommenheit, wenn man hier vom Körper und dort von der Psyche spricht wie von zwei getrennten Wesen, die sich gegenseitig bedingen.[1]

Suśruta schien seinerzeit mit einem ähnlichen Problem konfrontiert worden zu sein: Warum wirkte manchmal das magische Ritual des alten Atharvaveda zum Wohle der opfernden Familie und zum Heil der erkrankten Person, und warum wirkte es manchmal überhaupt nicht, trotz Einhaltung aller Vorschriften?

Schmerz und Zeit

Suśruta widmete sich dem Phänomen Schmerz, um dieses Problem zu lösen. In seiner Lehre von den Marmas (Schmerzpunkten) steckt aber auch eine subtile Theorie der beiden Aspekte der Zeit:

– Rhythmus und
– Ereignis,

die wir in diesem Buch zur Lösung des modernen Problems der Psychosomatik zugrunde gelegt haben.

Der soziale Platz des einzelnen in der menschlichen Gemeinschaft ist genau zu ermitteln. Er ist durch die Summe der auf diesem Platz wirkenden Kräfte der Natur wie der Gesellschaft bedingt.[2] Sie zeigen sich in den körperlichen Funktionen des Individuums, das sie wahrnimmt und versucht, sie in sich zu koordinieren, damit es in diesem Kräftefeld überleben kann. Zu versuchen, das Kräftefeld ohne das Individuum (in seinem subjektiven Erleben dieses Feldes) zu untersuchen, ist genausowenig ergiebig wie der Versuch, dieses Individuum zu heilen ohne Berücksichtigung des Kräftespiels. Moderne Verfahren, wie die von uns in den vorigen Kapiteln erläuterten, versuchen zu zeigen, wie dieser Ansatz des Suśruta in die moderne Praxis der Sozialmedizin transferiert wird und zur Entwicklung einer neuen Sicht in der Gesundheitsbildung beitragen könnte.[3]

Die āyurvedische Bewältigung der Zivilisationskrankheiten

In der Fahndung nach Ursachen für Zivilisationskrankheiten wie Krebs, funktionelle Störungen des Herz-Kreislauf-Systems und des Bewegungsapparates zeichnet sich seit Jahren ein Konflikt zwischen der Schulmedizin und den Sozialwissenschaften ab. Für die Schulmedizin ist die Betrachtungsweise der Sozialwissenschaften bei der Erhellung der Ursachen solcher Krankheiten nicht zulässig. Dieselben Lebensbedingungen führen bei der einen Person zur Krankheit, eine andere dagegen scheint in einer solchen Lebensatmosphäre geradezu zu genesen.

Doch scheint von beiden Seiten etwas Wesentliches übersehen worden zu sein, etwas, worauf uns Āyurveda und vor allem die Chirurgenschule des Suśruta aufmerksam macht:

> Der Körper des Menschen ist ein bewegtes System innerhalb eines größeren, gesellschaftlich sich bewegenden Systems und innerhalb von kosmischen Abläufen, die man in ihrer Gesamtheit «Natur» nennt.
>
> Es ist nicht möglich, den Körper, der letztlich das Bewußtsein des einzelnen von sich und seiner Bewegung in diesen Systemen bedingt, losgelöst von den Systemen zu betrachten.
>
> Es ist auch nicht möglich, die Einflüsse der Natur oder der Gesellschaft auf den Körper des einzelnen für sich allein (d.h. ohne die Äusserungen des Körpers dazu), zu ermitteln.

Demgemäß muß die Trennung von Subjekt und Objekt bei der Betrachtung von Krankheit aufgegeben und müssen andere Verfahren entwickelt werden, die diese Aspekte des Krankheitsgeschehens berücksichtigen.[4]

Die Sichtung moderner Beziehungsverflechtungen im Sinne von Sattva, Rajas und Tamas ist ein differenziertes Verfahren, das diesen Problemen der Relativität des Standorts des Betrachters und der Gleichzeitigkeit «mehrdeutiger Perspektiven» Rechnung trägt.

In der Malerei hat die Gleichzeitigkeit mehrdeutiger Perspektiven in unserem Jahrhundert zu einer Revolution in der Kunst geführt. Warum sollte dies nicht auch in der Medizin geschehen können?

Die Umsetzung der Marma-Lehre in die heutige Zeit

Soziale Verunsicherung und persönliche «Zeitbilanz»

Suśrutas Beschreibung des menschlichen Körpers anhand der Marmas und ihrer Erscheinungsform in Raum und Zeit kommt allerdings einer Phänomenologie des Bewußtseins gleich, die auf dem Schlachtfeld und der dort offenkundigen Bedrohung und tiefen Verunsicherung der Existenz des Menschen entworfen wurde.

Die Hauptfrage lautet: «Wie ortet sich der Mensch in Raum und Zeit, wenn ihm alle sozialen Normen und Bezugspunkte für seine Sinnesfunktionen entzogen werden?»

In der Beantwortung dieser Frage ist die Lehre sowohl von Āyuś als auch von den Marmas eingebettet. Totale Verunsicherung – dies ist, so Suśruta, was mit uns im Krieg geschieht.[5]

Der Āyus ist demnach jener Ort des Menschen, aus welchem die einzelnen auseinanderstrebenden Teile des Körpers gerade in den Augenblicken der Verunsicherung zusammengehalten werden. Im Krieg ist die Bedrohung für den Körper so groß, daß die Möglichkeit, total «auseinanderzufliegen», deutlich gespürt wird. Die Art und Weise, wie dies geschieht, ist dynamischer Natur. Der Erlebende gibt sich in solchen Augenblicken Rechenschaft ab über die Art und Weise, wie er mit seinem Leben «wirtschaftet», wieviel Zeit er in Zukunft und Vergangenheit investiert und wieviel «Schulden» er hier gemacht, bzw. wieviel «Kredit» er aufgenommen hat.

Die einzelnen Uhren der jeweiligen Bestandteile seines Leibes ziehen ihre «Zeitbilanz», und in diese Rechnerei schalten sich die Marmas ein. Wir wissen jetzt, daß der Takt oder die «Uhr» für das Erlebnis von «Gleichzeitigkeit» für alle Sinnesmodalitäten dieselbe ist. Zur Feststellung der «Nichtgleichzeitigkeit» jedoch hat jeder Sinn ein anderes Intervall (ein anderes Zeitmaß). Die Verunsicherung eines Menschen bedeutet hier, daß der Zusammenhalt im Erfassen einer Situation überhaupt nicht mehr gegeben oder zumindest bedroht ist.[6]

Dabei wissen wir, daß die Verunsicherung eines Menschen sein Tag-/Nacht-Empfinden verändern kann. Auch die subjektive Einschätzung seines momentanen Standorts im Lauf der Zeit, wie sie aus der Betrachtung der Gestirne ermittelt wird, und auch die momentane Geschwindigkeit, mit welcher die Ereignisse an ihm vorbeieilen. Dies alles interessierte Suśruta aber nur in zweiter Linie, nur als Ausdruck eines tiefergreifenden Geschehens, nämlich wie sich beim Erlebenden die Bedeutung einer Situation körperlich auswirkt.

Dieses «tiefergreifende Geschehen» ist demnach «die Sorge des Seins»; jedes Teilbereichs des Körpers um sein Dasein. Diese Sorge drückt sich in Schmerz und dem Gefühl existentieller Todesbedrohung aus. Das Wort «Marma» heißt präzise die «Vorwegnahme des Todes». In Suśrutas Aufstellung, wie jedes der Marmas reagiert, wird diese «Sorge» präzisiert und die Bedrohung durch die Situation vom Körper her definiert.[7]

Suśruta hat seine 107 Marmas nach drei verschiedenen Kategorien eingeteilt:

- nach ihrer Nähe oder Ferne zum zentralen Zusammenhalt des Sich-selber-Wahrnehmens;
- nach ihrem Einfluß auf verschiedene organische Funktionen und Gewebsarten
- und danach, ob die «Erlebnishorizonte» der Sinne in aktiven, passiven oder in beiden Zuständen beeinflußt werden.[8]

Dadurch lassen sich für Suśruta Körperprozesse in ihrer Bedeutung für den Erlebenden ziemlich präzise einkreisen. Als Arzt sieht er es als seine Aufgabe an, dem Patienten Hilfe dabei anzubieten, seinen eigentlichen Standort in den Krankheitsprozessen zu entdecken und Verunsicherung und Schmerz nicht nur schnell und oberflächlich zu beseitigen.

Die Zeit als «Sparkasse»

Um zu illustrieren, welche paradoxe Zeitstrukturen sich in einer menschlichen Gemeinschaft in Augenblicken der Verunsicherung zeigen können, wollen wir ein banales Beispiel bringen. Wir reden hier wie Wirtschaftsmanager, die glauben, Zeit in etwas und in Personen investieren und Dividenden, Prämien, Schulden usw. damit machen zu können. Was die Menschen ihrem Herzen dabei antun, ist ihnen oft nicht klar. Ich habe daher das Spiel «die Zeitsparkasse» erfunden, um die unsichtbaren Abläufe im Herzen des einzelnen sichtbar zu machen.

Die Teilnehmer einer Gruppe, die sich länger kennen, werden gebeten, eine «Zeitbilanz» für drei verschiedene Funktionen ihres Körpers zu ziehen:

- für die Tätigkeit ihres Herzens
- für die Tätigkeit ihrer Bewegungsorgane
- für die Tätigkeit ihrer Geschmacksnerven.

Für die Tätigkeit des Herzens hieß die Aufgabe: Schätzen Sie, bei welchen Teilnehmern in der Gruppe Sie emotional viel investiert und wenig zurückbekommen haben und bei welchen Sie wenig investiert und viel bekommen haben. Mit diesem ersten Ansatz einer «Zeitbilanz» sollte den Teilnehmern demonstriert werden, was unter «Karma» zu verstehen ist.[9]

«Karma» ist immer ein Geschehen im Jetzt, das bedingt wird durch zwei Seiten. Was ich hier von meinem Herzen her investiert habe, kommt zurück oder nicht. Das kommt auch in der Struktur der durch Sanskrit beeinflußten modernen indischen Sprachen wie Hindi, Marathi u.a. zum Ausdruck.

Ein Beispiel: Wenn ich eine Bewerbung geschrieben habe, dann schicke ich meine Unterlagen an eine Stelle, und wenn es soweit ist, dann sprechen die Unterlagen für mich, und ich habe überhaupt keine Möglichkeit mehr einzugreifen. Insofern die «Papiere» für mich «sprechen», bedingen sie meine Existenz, ob gut oder schlecht, wie auch immer. Auf diese Weise ist der Zusammenhalt durch Karma zu verstehen. Um sichtbar zu machen, was das Herz tut; wie ich vom Gefühl, vom Erleben her agiere, war die Aufgabe in unserem Spiel. Die «Gefühlsbilanz» bei Gruppen mit vorsichtigen, nicht besonders risikofreudigen, emotional eher zu konventionellen Verhaltensweisen tendierenden Personen sieht eigenartigerweise sehr ausgeglichen aus. Es bewegt sich nichts. Für das Herz steht hier die Zeit still.[10]

Die Teilnehmer wurden gebeten anzukreuzen:

- ob sie die Gruppe lebendig finden;
- vorsichtig;
- spannungsgeladen (etwas könnte jederzeit «explodieren»);
- auf einer «Winterreise» (es ist alles «zugefroren»);
- oder im «Tauwetter».

Äußerungen wie: «Die Spannung ist raus aus der Gruppe», oder «Alles wartet ab: Ob ich da bin oder nicht, scheint mir ziemlich gleichgültig zu sein», «Ich erwäge, was für mich wichtiger ist, hier zu sein oder zu Hause meinen vielen Aufgaben nachzugehen», zeigen, was mit «Bedrohung des Herzens» gemeint ist. Unser Herz scheint davon zu leben, daß wir risikofreudig sind und emotional darin investieren und andere darin investieren lassen. In der oben beschriebenen Situation aber verschließt sich das Herz und sichert sich gegen jede Bewegung ab, weil es zu fürchten hat, daß der Zusammenhalt in diesem Prozeß des Gebens und Nehmens (so heißt das Sanskrit-Wort für Herz: Hṛdaya – auch: Geben und Nehmen) zerstört werden könnte.[11]

Bewegung und Geschmack in der «Windstille des Herzens»

Doch das Gefühl für die «Bedrohung des Herzens» muß auch mit dem Gefühl für Leistung der Bewegungsorgane zusammengebracht werden, um das Bild abzurunden. Es ist ein eigenartiges Phänomen, daß die Menschen, die sich in einem solchen «Zeitsparkassenspiel» an Sattva-Punkten befinden, sich im Umgang mit ihrem Gehreflex in den in Kap. VI beschriebenen Versuchen auch an Sattva-Punkten befinden. Ähnlich verhält es sich mit den Rajas- und Tamas-Punkten im sozialen Raum. In der «Windstille des Herzens» erwarten die Mitglieder der Gruppe instinktiv, daß die Initiative von den Sattva-Punkten im sozialen Raum komme. Die Rajas- und Tamas-Punkte werden vermieden.

In bezug auf den im Kap. VI beschriebenen Versuch mit dem Geschmack der Teilnehmer konnte ich folgendes beobachten:

In «vorsichtigen» Gruppen sind die Meinungen über den dominanten Geschmack in der Zeit der «Windstille des Herzens» weit gestreut.

In risikofreudigen und spannungsreichen Gruppen sind die Meinungen exakter formuliert.[12]

Wir haben diese beiden Aspekte Bewegung und Geschmack hervorgehoben, weil sie zwei Anteile unserer Überlebensstrategie verdeutlichen: den Kampf, den wir mit Hilfe unserer Skelettmuskulatur führen, und den Kampf, den wir mit Hilfe unserer Innereien glauben führen zu können. Aktive, zeitgebende und ihre Mitmenschen bestimmende Personen agieren in der Skelettmuskulatur. Passive Menschen, die sich von anderen bestimmen lassen, agieren sich in den viszeralen Anteilen ihrer Physiologie (Innereien) aus. Erst wenn die aktiven und die passiven Mitglieder einer Gemeinschaft sich in demselben Bedürfnis treffen und gegenseitig unterstützen, entsteht für alle innere Harmonie, Zufriedenheit und physiologische Desaktivierung. Sonst entstehen Verhaltensunterdrückung und ein physiologisches Ungleichgewicht, das schließlich zu Krankheit führen kann.

An den Sattva-Punkten im sozialen Raum ist Zufriedenheit und Harmonie gegeben, an den Rajas- und Tamas-Punkten dagegen Verhaltensunterdrückung und ein physiologisches Ungleichgewicht.

In vorsichtigen Gruppen scheint eine Dominanz von Tamas in Sattva zu sein. Die Tendenz solcher Gruppen zur Passivität ist unverkennbar. Ihnen droht das Abgleiten in einen «Sumpf», in Träumereien oder auch in Ersatzbefriedigungen (Alkohol usw.). In risikofreudigen Gruppen dagegen scheint eine Dominanz von Rajas in Sattva zu sein. Die Tendenz solcher Gruppen zur Aktivität ist auch unverkennbar. Ihnen droht die Explosion und die Zerstörung, wenn der Feind irgendwo im Äußeren oder Inneren erkannt wird.

Die Betrachtung solcher Zusammenhänge ist für die Sichtung der Richtung, die eine von solchen Gruppenatmosphären hervorgerufene Krankheit nehmen wird, sehr wichtig.

Verunsicherung – Reflexion – Neu-Orten

Reflektiert der Einzelne «seine» Werte in Relation zu denen der Gruppe in einer solchen «Windstille des Herzens», so kann ihm dies ein Impuls zur Sichtung der Bedrohung sein, die er spürt. Da es hier keine absoluten Normen und Werte gibt, keine Richtschnüre, Skalen und Bezugspunkte, wonach man sich orientieren könnte, ist der Einzelne auf den Vergleich seines Rangplatzes und Standorts in der jeweiligen Erhebung angewiesen. Es ist freilich die Versuchung groß, alles in dem Augenblick wegzudiskutieren, in welchem Konsequenzen für das Verständnis des eigenen Herzens zutage treten.

Hier möchte ich auf das «Neu-Orten» zu sprechen kommen. Durch die Bewertung und das Aufdrucken eines Stempels versuchen manche Gruppenmitglieder, sich selbst und andere zu fixieren. Ich verstehe hier Fixierung anders, als es S. Freud vielleicht gemeint hat.[13] Für mich ist Fixierung ein Festgelegtsein auf einem Punkt im «sozialen Raum» oder in der «sozialen Zeit», aus welcher ich nicht mehr in der Lage bin, mich herauszuarbeiten. Und das gilt nicht nur in bezug auf die kleine Gruppe hier, sondern auch in bezug auf die ganze Diskussion Ost und West. Wenn wir uns fixieren und uns nicht mehr in Bewegung befinden, herrscht praktisch Windstille, was dann tatsächlich die Herzen erlahmen läßt. Gerade dies kann nicht im Sinne von Āyurveda sein.

Als Beispiel sei ein paradoxer Fall geschildert: Manche Teilnehmer der Gruppe erzielen in jedem auf diese Weise durchgeführten Soziogramm ein sehr positives Feedback. Die Gruppenmitglieder bescheinigen ihnen, daß im allgemeinen in sie nicht viel emotional investiert wurde, daß man aber viel zurückbekommen habe. Die Betroffenen selber haben jedoch von sich den Eindruck, daß sie wenig in andere investiert und viel mehr zurückerhalten hätten. Konfrontiert mit diesem Sachverhalt, ist die Gruppe anfangs dabei, eine Reihe von Ratschlägen zur Veränderung des Verhaltens anzubieten. Es ist ein sehr glücklicher Konflikt, der gar nicht dadurch gelöst werden kann, daß einer der andersempfindenden Parteien recht gegeben wird. Gerade weil dieser Sachverhalt jeder herkömmlichen Logik spottet, zeigt er Aspekte des Daseins, wie sie vom Körper her gesehen werden und die zum Kern der Zeit hinführen, der den Horizont menschlichen Seins bildet. Man kann beobachten, daß sich Gruppen in eine emotionale Wärme hineinbegeben können, in welcher die Gesamtbilanz höher ist als die Summe allen Investments.

Woher kommt das? Es ist ein Phänomen der Zeit, das man nicht mehr rational erfassen kann. Um sichtbar zu machen, wie sich das Herz in der Verunsicherung äußert, braucht man nur den Widerspruch zu beachten, zu dem die Frage nach der Wahrheit einen selber führt. Das Bewußtsein von der Realität des Ausgesagten berührt einen Zusammenhalt, der jeder Beschreibung spottet, weil hier zwei sich widersprechende Behauptungen zur gleichen Zeit und im gleichen Raum möglich und wahr sind. Was beispielsweise bei Liebenden geschieht, kann auch an Sattva-Punkten in einer Gruppe beobachtet werden: Jeder der Beteiligten ist übezeugt, mehr vom andern zu bekommen, als er selbst zu geben vermag.

Kurzerhand wird dieses «unglaubliche Ereignis» von jedem natürlich verneint. Man hat gelernt, seinen Gefühlen zu mißtrauen – und so ist dies ein hervorragendes Beispiel dafür, wie sie uns täuschen können. Das real Seiende jedoch ist das Herz des Menschen.

Bedrohung des Herzens

Eigentümlicherweise ist es diese Art «konkreter Herzen», die tief und gut schlafen und lebhaft träumen. Die Fähigkeit, die Welt für sich und für andere im Traum, im Tiefschlaf und im Wachzustand zusammenzuhalten, ist das, was mit «Sattva» gemeint ist – zugleich Standort und Horizont des Sehenden.

Ein Abrücken vom Sattva, in «Tamas» oder «Rajas» hinein, wird als echte Bedrohung für das Herz angesehen. Auf die Gruppe bezogen wäre Tamas der Zustand, in welchem die Teilnehmer wenig investieren und noch weniger – bzw. nichts – zurückerhalten.

Sie haben selber das Gefühl, daß sie kaum etwas investieren und kaum etwas zurückerhalten. In einer «emotionalen Windstille» in der Gruppe geraten sie in eine Art von Gefrierzone, in welcher sie unfähig sind, etwas zu erleben. Daher nennt man einen solchen Zustand Tamas oder «Dunkelheit». Normalerweise tritt dies aber in Gruppen selten auf.

Der Zustand, der sich zwischen Sattva und Tamas befindet, wird als Rajas bezeichnet. Hier greift einen die Verunsicherung so an, daß man hin und her geworfen wird. Sowohl der Erlebende wie die Gruppe hat den Eindruck, daß er viel investiert und wenig zurückbekommt. Der Konflikt wird dadurch als «real» angesehen, weil jede Partei fest davon überzeugt ist, daß sie recht hat.

Wer glaubt, diese und ähnliche emotionale Fragen auf dem Weg der Logik lösen zu können, kann vielleicht den einen oder andern Teil der Gruppe per Gerichtsurteil dazu bewegen, seinen Standpunkt zu ändern. Daß der Betroffene damit aber nicht ohne weiteres seinen Standort als Erlebender aufgibt, braucht nicht eigens betont zu werden. Die Wunden und Verbitterungen, die dann zurückbleiben, sind eben jene «Pfeile», von denen Suśruta spricht. Das Herz scheint ihr Herannahen zu ahnen. Es schützt sich durch die Wahrnehmungs- und Handlungsorgane des Körpers.

Bei denjenigen, die immer glauben, daß sie mehr bekommen, als sie geben (von der Gruppe aber umgekehrt empfunden werden), wird in einer «emotionalen Windstille» der Anspruch der andern am stärksten zu spüren sein. Es ist, als ob eine nonverbale Aufforderung an sie erginge, aus einem «Nichts-Investment» eine schöpferische Fülle sowohl für sich als auch für die anderen zu ermöglichen. Diese Aufforderung kann nur ein Mensch erfüllen, der ein Denken und Fühlen in Begriffen wie «mein» und «dein» aufgegeben hat.

Aus diesem Grunde bezeichnet die āyurvedische Tradition den Sattva-Zustand als «Gesundheitszustand», während der Rajas- oder Tamas-Zustand eher als krankmachende Zustände angesehen werden. Obwohl der Tamas-Zustand dem Wahrheitssinn der formalen Logik am nächsten kommt, können wir dennoch nicht behaupten, daß sich derjenige wohlfühlt, in den niemand etwas «investiert» und von dem kaum jemand etwas bekommt.

Auf der andern Seite ist es das schöpferische Herz, das aus dem Nichts eine Fülle des Lebens schafft. Der Tamas-Zustand des Herzens aber, in seiner nüchternen, problemlosen «Klarheit», ist die Versachlichung des Lebens schlechthin. So wird dem Leben das Paradoxe und Widersprüchliche – gerade im Umgang mit Raum und Zeit – genommen, was aber zu ihm gehört.

Suśruta und der Widerspruch im abendländischen Denken

In diesem Zusammenhang möchte ich Descartes' berühmten Satz zitieren: «Cogito ergo sum» – «Ich denke, also bin ich.» Mein Sein ist vom Denken genauso abhängig wie mein Denken vom Sein. Steckt diese Folgerung hinter dem «Ergo»? Weil ich denke, kann ich voraussetzen, daß ich zuerst einmal bin? Oder ist mein Denken selber meine Art zu sein? Und wenn dies der Fall ist, so bedingt das eine (das Denken) das andere (das Sein) und umgekehrt.

In bezug auf Sattva ist es aber so, daß das Paradoxe und Widersprüchliche das Erleben charakterisiert; deshalb erlebt der Mensch, daß er ist. Dort, wo er dessen verlustig wird, fühlt er den Tod als Bedrohung. In der Gefahr, aus den Gefilden des Sattva hinausgejagt zu werden, begibt sich das Herz in den Zustand des Rajas – in den Konflikt. Dort wird das Geben und Nehmen zum echten Handeln. Man gibt, um zu bekommen, und nimmt, um zu horten. Im Rajas-Zustand wird der Körper zwischen der «inneren» und der «äußeren» Zeit hin und her gezerrt. Suśruta lieferte nicht eine Beschreibung des Lebens aus lebensfremden Begebenheiten, sondern ging von dem aus, was das Leben elementar betrifft: dem Tod. Er hatte, wie wir wissen, seine Erkenntnisse von Verwundeten auf dem Schlachtfeld gewonnen und übertrug sie auf das Phänomen der Gesundheit und den gesunden sozialen Zusammenhalt. Erst von dieser Warte aus konnte Suśruta die vorgefaßten Meinungen über das Opfer brahmanischen Denkens überwinden und zu einer Phänomenologie der Krankheit vordringen.

Für den heutigen Dialog mit dem Osten ist es für Europäer wichtig zu erkennen, welche der vielen Ansätze gerade im indischen Denken für uns wesentlich und wert sind, weitergedacht zu werden. In der Nostalgie über den Verlust der «Herz-Mitte» wird oft kurzsichtig die Technik der Meditation zur Beruhigung verunsicherter Gemüter herangeholt. Doch diese Technik stand im Osten im Dienst eines andern Anspruchs, mit dem unsere modernen Auffassungen noch lange nicht konform gehen! Ich wage sogar zu behaupten, daß sich genau an dieser Stelle im modernen Denken ein Prozeß abspielt, der dem Herzen aufgrund seiner überlegenen «Vernunft» im Umgang mit der «Rationalität der Menschen» mehr Raum und mehr Zeit als bisher einräumt. Ein letztes Wort zu Descartes. In der Diskussion zwischen der abendländischen Philosophie und der «Weisheit des Ostens» wird oft das Denken in Rastern, das im Cartesischen Ansatz typisch ist, der Phänomenologie gegenübergestellt. Während man nach Descartes in der modernen Wissenschaft den Blickwinkel genau festlegt, unter welchem man den Gegenstand betrachten möchte, wirft die Phänomenologie dem Cartesianismus der modernen Wissenschaften vor, daß er die Dinge sich nicht zeigen läßt, wie sie wirklich sind. Der jeweilige Schnitt, den man trifft, ist ein perspektivischer Torso der Wirklichkeit. Die Phänomenologie verlangt demnach, daß man alle Raster wegwirft und die Welt, wie sie ist, sprechen und sich zeigen lassen soll.

Doch wenn wir hier vom «perspektivischen Umgang» mit dem eigenen Standort reden, richten wir unsere Aufmerksamkeit im Sinne Suśrutas nicht mehr auf Descartes' «Ich denke, also bin ich», sondern eher darauf, was zwischen den Zeilen der «großen Außenseiter» der abendländischen Philosophie, Karl Marx und Sigmund Freud, steht. Ihr Satz heißt: «Ich leide, also mache ich Krieg.»[14]

Der in Rastern denkende Mensch glaubt, das Phänomen des Krieges von außen betrachten zu können, es wie durch ein Raster zergliedern, analysieren und auflösen zu können. Die Antwort auf die Frage nach dem Wesen des Leidens oder dem Wesen des Krieges kann jedoch nicht auf diese Weise gegeben werden. Vor allem, weil ungeklärt bleibt, was das «Ich» ist, das angeblich leidet, was das Leid ist, welches angeblich betrachtet werden kann, und schließlich was der Krieg selber ist, von dem wir so leicht als dem Sein oder Nichtsein sprechen.

Das indische Denken geht in seiner Radikalität eine Stufe weiter, als lediglich die Frage nach dem Sein zu stellen. Diese Frage ist in ein intaktes Denken eingebettet, aber nicht in Traum, Schlaf, Trance oder hypnotischen Zuständen. Erst unter Einbezug dieser Zustände ist es aber möglich zu verstehen, um was es im asiatischen Denken geht. Es ist eine «Revolution der Empfindung», die sich einst auf das Denken der Brahmanen bezog und dieses total reformierte. Ich bin der Meinung, daß wir diese Kraft unterschätzen, wenn wir glauben, sie würde vor den Toren der Moderne haltmachen.

Rekapitulation VII

In diesem Kapitel sollte dargestellt werden, welche Konsequenzen die Lehre Suśrutas für die Behandlung der Problematik moderner Zivilisationskrankheiten haben kann. Diese Krankheiten sind das Ergebnis diffuser gesellschaftlicher Abläufe, die man nicht genau benennen kann. Daher geht man auch in der Behandlung solcher Krankheiten von sehr verschiedenen Ansätzen aus, und es bietet sich kein eigentliches Bild.

Doch in der Präventivmedizin reicht es nicht aus, nur Vorsorgemaßnahmen, wie regelmäßige Pflichtuntersuchungen zur Erkennung der Krankheit in den Frühstadien, zu empfehlen. Vielmehr muß eine Gesundheitsbildung entstehen, die auf psychosoziale Ursachen hinweist, die nachdenklich stimmen und zur Kursänderung des Verhaltens motivieren sollen. Das Spiel mit der Zeitsparkasse, der Test mit dem Überqueren eines Raumes mit geschlossenen Augen und der Versuch mit dem Geschmack sind Methoden, wichtige Verhaltensweisen im psychosozialen Raum einer Gruppe zu reflektieren und sie im Sinne von Sattva, Rajas und Tamas zu sichten. Es ist vor allem von Bedeutung, daß man im Alltag, am Arbeitsplatz und in der Familie überlegt, welche Konsequenzen ein gesellschaftlicher Prozeß, der in die «Windstille des Herzens» geraten ist, für einen selber haben kann. Es gilt dann, eine Kursänderung des eigenen Verhaltens anzustreben, vor allem, wenn man sich an Rajas- oder Tamas-Punkten im sozialen Raum befindet. Diese führen auf Dauer in die Krankheiten hinein.

Fußnoten zu Kapitel 7

[1] Vgl. dazu die einleitenden Worte von C.F. von Weizsäcker zu diesem Buch S. 11 und Th. v. Uexkülls Auseinandersetzung mit dem Leib-Seele-Problem. In: Lehrbuch der psychosomatischen Medizin. München-Wien-Baltimore 1981², S. 1-92.

[2] Vgl. dazu meine Ausführungen zur Sozialmedizin für Sozialarbeiter in den Schriften des IPSG-Lehrprogramms 1987, erhältlich bei der Forschungsstelle für Yoga und Āyurveda, München.

[3] Vgl. dazu auch meine Verwendung der Marma-Lehre für die Gestaltung von Bewegungsabläufen und Atemtechniken in Yoga und Sport: Elemtarkurs-Yoga, Bde. 1-6 (1986/87) und Yoga-Sensibilitätstraining für Erwachsene (1978). Beide Werke erschienen beim Hueber-Holzmann-Verlag, München.

[4] Diesbezüglich habe ich versucht, moderne Ansätze der Systemtheorie zu integrieren, wie sie durch E. Jäntsch in Anlehnung an I. Prigogine, F. Varela u.a. formuliert werden. Vgl. dazu E. Jäntsch: Die Selbstorganisation des Universums, München-Wien 1979. Vgl. auch H. R. Maturana u. F. J. Varela: Der Baum der Erkenntnis, Bern. München. Wien 1987.

[5] Zur Symbolik der sogenannten Verunsicherungs- oder Kriegssynthese vgl. meine Ausführungen im Text des IPSG-Lehrprogramms - «Das Selbst und der Körper», München 1987.

[6] Vgl. dazu die von W. Larbig dargestellten Initiationsriten für junge Männer auf Sri Lanka. In: Schmerz. Stuttgart 1982, S. 162-199.

[7] Darin knüpfe ich im sprachlichen Ausdruck an E. Husserls und M. Heideggers Diktion in der Phänomenologie.

[8] Vgl. dazu auch meine Schrift: Yoga-Sensibilitätstraining für Erwachsene, München 1978.

[9] Das Wort Karma ist im Sinne der Grammatik als Objekt des Satzes zu sehen. Dieses bedingt die Zahl und das Geschlecht des Tätigkeitswortes in der Vergangenheitsform in den modernen indischen Sprachen wie Hindi. Der Täter geht in den Instrumental Casus.

[10] Es wird auffallen, daß ich hier andere Wege als die in der psychoanalytisch orientierten Gruppendynamik üblichen gegangen bin. In einer Gesellschaft, in welcher das Über-Ich als Vermittlung zwischen Ich-Bedürfnissen und gesellschaftlichem Rahmen zerbröckelt, ist es wichtiger geworden, in der Deutung gruppendynamischer Prozesse elementarer vorzugehen als dies bislang geschah. Die Darlegung der Ergebnisse meiner Arbeit auf diesem Gebiet erfolgt in den Schriften des IPSG-Lehrprogramms unter dem Stichwort «Gesellschaft und Gesundheitsbildung», München 1987.

[11] Vgl. dazu Darstellungen des Herzens als Sitz der Zeit bei A. Moorkerjee: Tantra-Kunst, Basel 1967 und Tantra-Āsana, Wien-München 1971 und P. Rawson, London 1972.

[12] Ebenda. IPSG-Schriften 1987

[13] Zur Diskussion der Relevanz der Modelle S. Freuds für die moderne Situation der neoreligiösen Gruppierungen auf dem Sektor der Gesundheitsbildung vgl. D. Anthony et al.: «Neue Religionen» unserer Tage – Arbeitshypothesen und Forschungsrichtungen. In: Prana 1981, Jahrbuch für Yoga, München 1980.

[14] Vgl. H.P. Padrutt: Der epochale Winter, Zürich 1983.

Epilog

Die Front der Scharlatane warnt ständig von der «herannahenden Gefahr» für Wohlstand und Frieden und ist trotzdem, wie der christliche Mönch Thomas Merton sagte, «blind» für das, was sich wirklich tut.(11) Sie kreisen wie «Geier um ein Aas», während das, was lebendig ist, längst weitergegangen ist. Dies gilt sowohl für die Vertreter einer «östlichen Weisheit», als auch für die westliche «Wissenschaft».

Ein abschließendes Wort zur Auseinandersetzung zwischen dem Opferritual und dem «Ritual des Suśruta», um noch einmal zu verdeutlichen, um was es hier geht. Der Zusammenhalt der vedischen Gesellschaft war im Opfer dokumentiert: Wohlstand und Frieden — alles sollte beim alten bleiben.

Durch die Brille von Karl Marx gesehen, wäre hier ein Raster anzulegen (Klassenkampf, Unterdrückung, Analyse der Arbeitsverhältnisse usw.), wollte man die gesellschaftliche Erstarrung überwinden. Denn das «Opium», das in der vedischen Gesellschaft das Volk zu sich nimmt, könnte aus dem Opfergeschehen stammen. Suśruta dagegen regte an: Nimm nun auch diese Brille ab und sprich mit der Gefahr selbst! Da erst wirst du entdecken, was es heißt, einen Standort zu haben, im Moment wo du ihn verlierst. Durch eine «Brille» zu sehen, kann dir Schutz bieten, weil du dich selbst nicht ansehen kannst, nackt und hilflos wie du bist. Jetzt erst wirst du entdecken, was es heißt, Körper zu sein und in den Grundfesten der absoluten Versachlichung deines Leibes erschüttert zu werden. Wenn du dann von «Sein» sprichst, dann wird es ein geläutertes Sprechen sein. Auf dieses Sprechen darf man dann das Wort Sattva verwenden.

Suśrutas Lehre von den Marmas gab Anlaß zum Ausbau von Techniken der «Erschütterung». Jahrhunderte später wurden sie unter dem Begriff Haṭha-Yoga zusammengefaßt; der Yoga des Friedens, in welchem der Ursprung von Gewalt und Krieg überwunden werden soll.

Glossar der Sanskrit-Begriffe

Abhiniveśa 33
Der Drang nach dem Lebensgenuß; eine der fünf Blockierungen der Weisheit im Sinne von Yoga. Die Spirale von Bedürfniserzeugung und Bedürfnisbefriedigung verstärkt Abhiniveśa.

Adhipati-Marma 92, 101
Haupt-Marma an der Krone des Kopfes; überwacht die Epiphyse und warnt mit Schmerzen, wenn ihre Funktionen bedroht werden.

Agnihotram 34
Das Feueropfer der indischen Gesellschaft in der vedischen Zeit.

Agneya-Marma 36
Marmas mit wichtiger Funktion bei der Überwachung der Temperaturregulation des Körpers.

Āhāra 98
Nahrung, auch Ernährungsgewohnheiten.

Āma-Vāta 133
Eine Krankheit der Gelenke des Körpers, die durch schlecht ernährtes Gewebe hervorgerufen wird. Āma bedeutet rohe oder halbfertig gekochte Nahrung im Gewebe; dies stört das Bewegungsprinzip Vāta im Körper.

Anubandha 22
Wird in Zusammenhang mit dem zweiten oder regressiven Doṣa einer Prakṛti verwendet. Das Hauptdoṣa wird Pradhāna genannt.

Anupaśaya 134
Siehe Upaśaya.

Apastambha-Marma 107
Die Bronchialäste.

Asmitā 32
«Ich-bin-heit»; eine der fünf Hauptblockierungen der Weisheit im Sinne des Yoga. Der Konkurrenzkampf, der schon in der Schule anfängt, verstärkt Asmitā.

Avidyā 32, 68
Die Unfähigkeit, sich in eine kreative Entspannungslage im Gehirn zu versetzen (Alpha-/Theta-Wellen im EEG), um eine Situation anders sehen zu können. Üblicherweise wird dieser Begriff mit «Unwissenheit» übersetzt; eine der fünf Hauptblockierungen der Weisheit im Sinne des Yoga.

Āyana-Kāla 125
Jahreshälfte von der Wintersonnwende (21. 12.) bis zur Sommersonnwende (21. 6.)

Āyus 22, 26, 40 ff., 152
Das Prinzip der Synchronisierung des menschlichen Lebens. Es stellt das Ineinandergreifen von sozialem und individuellem, innerkörperlichem Zusammenhalt dar.

Balam 139
Die psycho-physische Kraft eines Menschen, dargestellt im Verhältnis zur jeweils intuitiv erlebten Fähigkeit zur Erledigung einer gewissen Aufgabe innerhalb einer subjektiv erlebten Zeit .

Basti 101
Die Blase; eines der sechs zentralen oder Haupt-Marmas des Körpers.

Dhari
Der Zusammenhalt des Körpers; ein anderes Wort für Āyus.

Dhātu
Die lebendige Erscheinung eines Körpergewebes.

Doṣas 67, 82
Biologisches Prinzip der Homöostase des Organismus mit der Umwelt.

Dveśa 32
Zwietracht, auch Zwiespalt in den körperlichen Funktionen; eine der fünf Blockierungen der Weisheit im Sinne des Yoga.

Gati 77
Der normale Rhythmus eines natürlichen oder gesellschaftlichen Ablaufs.

Guda 101, 109
Die Aftergegend; eines der sechs zentralen Marmas.

Hṛdaya 101, 111
Das Herz; eines der sechs zentralen Marmas.

Indriya 22 f., 42
Das Feld der Wahrnehmung oder Tat; wird oft fälschlich als Sinnesorgan übersetzt.

Jātarāgni 125 f.
Das Feuer des Bauchraumes; dies wird als Ergebnis der zentralen Synchronisierung des Schlaf-Wach-Rhythmusses mit dem Rhythmus der Schwankungen der Körpertemperatur interpretiert, oberflächlich auch im Sinne guter oder schlechter Verdauung. Es wird als «Verdauungsfeuer» angesehen.

Jīvītam 22
Das Lebendige, das Lebende.

Kāla 36, 125
Die Zeit.

Kālāntara-Marmas 102, 105
Marmas, die bei Verletzung einen typischen, längerfristigen Verlauf der Auseinandersetzung des Körpers mit der Verletzung zeitigen. Als Beispiel können die Hüftknochen genannt werden, die bei einer Infektion zuerst ein Schweregefühl, dann leichtes Fieber, dann Delirium, Überwindung des Deliriums, Konvaleszenz und schließlich in einigen Wochen vollkommene Genesung zeitigen; oder entsprechend auf dem Höhepunkt des Deliriums den Tod.

Kapha 40, 137
Wird sowohl als Bezeichnung für ein Doṣa verwendet, als Prinzip innerer Stabilität, als auch für die Beschreibung des Nebenprodukts bei der Herstellung eines Körpergewebes (Dhātu). Im zweiten Fall übersetzt man es besser mit «Schleim».

Karma 153
Grammatikalisch das Objekt eines Satzes. Philosophisch das Ergebnis einer Handlung, das selbsttätig weitere, auf den Verursacher zurückwirkende Handlungen zeitigt. Ein Beispiel wäre ein Bewerbungsschreiben, das anstelle des Verfassers bei einem Entscheidungsgremium «für ihn spricht».

Lakṣanas 59
Die körperlichen Merkmale, die Auskunft über die Gesundheit eines Menschen geben.

Lohitākṣa-Marma
Das Aderngeflecht im Becken, am Ansatz der Beine; wichtiges Blutgefäß-Marma.

Mahābhūtas 61 ff., 131, 140
«Große Verknüpfung» von Empfindungen des Körpers für seine Umgebung; wird fälschlich mit «Element» übersetzt, da die fünf Mahābhutas als Erde, Wasser, Feuer, Luft und Raum anzusehen sind.

Marma
Besonders wichtiger Schmerzpunkt des Körpers; vitale Stelle, deren Verletzung den Verlust einer lebenswichtigen Funktion zeitigen kann.

Marmas 25, 35, 92 ff.
Asthi: Gruppe der Marmas, deren Sitz in den Knochen ist.
Nābhi: Die Nabelgegend; eines der sechs zentralen Marmas.
Rujakara: Gruppe von Marmas, deren Verletzung wandernde, nicht eindeutig lokalisierbare Schmerzen im Körper verursachen.
Sandhi: Gruppe von Marmas, deren Sitz in den Gelenken ist.
Saumya: Empfindungen, welche die Mond-Hälfte des Tages oder die Dunkelheit hervorruft. Die Wirkung ist an der Peripherie des Körpers (Arme und Beine) eine andere als im Kern (Kopf und Rumpf).
Simanta: Knochennaht, hauptsächlich im Zusammenhang mit den Schädelnähten verwendet.
Snāyu: Gruppe von Marmas, deren Sitz in den Sehnen und Bändern ist.
Sthāpani: Zentrales Marma in der Mitte der Stirn; überwacht die Funktionen des Hypothalamus und der Hirnanhangdrüse.
Utkṣepa: Wichtiges Marma im Bereich der Schläfen.
Vaikalyakara: Gruppe von Marmas, deren Verletzung eine Deformierung der Haltung des Körpers zeitigt.
Vidhura: Sehnen-Marma in der Nähe des Ohrs.
Viśalyagna: Gruppe von Marmas, die anzeigen, wenn ein Fremdkörper kurzfristig eine Lebensgemeinschaft mit dem menschlichen Organismus eingegangen hat. Hier wäre es gefährlich, den Fremdkörper mit Gewalt aus dem menschlichen Organismus zu entfernen. Man muß warten, bis dieser am Ende eines Reifungsprozesses von innen heraus abgestossen wird.

Nityaga 22
Nicht vergänglich, ewig.

Panchakarma 20
Das System der fünf āyurvedischen Behandlungsmethoden (Einreiben mit Öl, Schwitzkuren, Erbrechen, Anwendung von Abführmitteln und Einläufen, die hier als Sammelbegriff für eine Reihe von Reinigungsmethoden der Empfindungen von Nase, Kopf und Dickdarm stehen).

Prāṇa 34
Im weitesten Sinn mit «Leben» zu übersetzen; meist aber als Identitätsprinzip zu verstehen, mit Sitz in der oberen Hälfte des Körpers. Sammelbegriff für alle Prinzipien der Bewegung im Leib, synonym mit Vāta oder Vāyu.

Prakṛti 40 ff., 68, 81, 136
Ursache für die Erscheinungsform eines Meschen; vergleichbar mit einem Programm (soft ware), wonach dieser seine Umwelt verarbeitet. Fälschlicherweise oft mit Begriffen wie Charakter oder Konstitution übersetzt.

Pitta 40, 137
Als Doṣa das biologische Prinzip der Motivation des Lebenden. Dieses Prinzip gibt dem Lebenden Ziel und Richtung in seinem Handeln. Als Nebenprodukt bei der Entstehung von Körpergewebe am ehesten mit «Galle» zu übersetzen.

Rāga 33
Die Wallung des Blutes; eine der fünf Blockierungen der Weisheit im Sinne des Yoga.

Śalya-Tantra 25
Suśrutas Traktat über die Chirurgie; wörtlich mit «Lehre des Pfeils» zu übersetzen.

Sandhi-Vāta 133
Eine degenerative Erkrankung der Gelenke, höchstwahrscheinlich durch übertriebene Bewegung oder Kälte verursacht.

Sattva 22, 41, 67
Prinzip des Lebensflusses.

Śarīra 22, 62
Prinzip der Desintegration des Lebens, des Auseinanderfallens vom Organismus in einzelne Teile.

Saumya-Marmas 36
Gruppe von Marmas, deren Verletzung nicht eine Gefährdung des Prinzips der Lebensmotivation (Pitta) bedeutet, sondern eine Veränderung der Zielrichtung des Lebens im Organismus zeitigen. Dabei erfolgt eine Deformierung des menschlichen Körpers.

Upaśaya 134
Ist im Zusammenhang mit Anupaśaya zu sehen; eine Behandlungsmethode, die das Symptom verstärkt, deutet die entgegengesetzte Vorgehensweise an, die das Symptom entsprechend beseitigen könnte.

Vāta
Als Doṣa ist Vāta das biologische Prinzip der Bewegung des Körpers; als Nebenprodukt bei der Entstehung von Āhāra Rasa manchmal als Mala bezeichnet und in diesem Falle mit «Wind» zu übersetzten.

Vega 59, 77
Veränderung der Richtung oder der Intensität eines Lebensablaufs. Im engeren Sinn oft mit «Reflex» übersetzt.

Vihāra 98
Verhalten, auch Tagesregimen.

Vīrya 34, 140
Prinzip der Kraft eines lebendigen Organismusses, auch von solchen pflanzlichen oder mineralischen Substanzen, die Veränderungen im menschlichen Organismus zeitigen.

Yajña 24, 35
Sammelbegriff für alle vedischen Opferrituale.

Stichwortverzeichnis

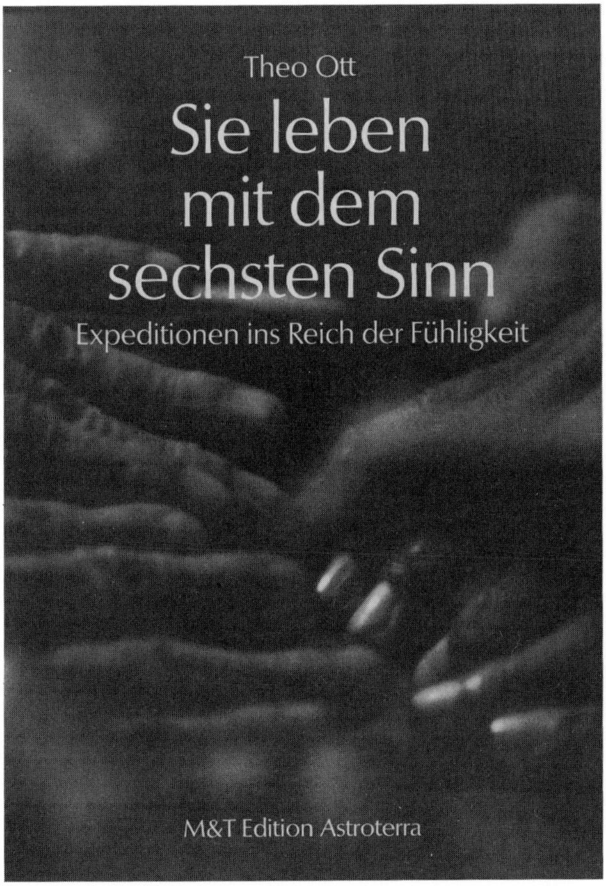
Theo Ott
Sie leben mit dem sechsten Sinn
Expeditionen ins Reich der Fühligkeit
M&T Edition Astroterra

Expeditionen ins Reich der Fühligkeit
Format 17 × 24 cm
Gebunden mit SU
200 Seiten
S/w-Illustrationen
ISBN 3-7265-3021-5
Fr. 38.–, DM. 44.–

THEO OTT

Sie leben mit dem sechsten Sinn

In seinem neuen Buch läßt uns der Autor durch einen ganz persönlichen und sehr spannenden Erfahrungsbericht teilhaben an dem allmählichen Erwachen der ins Abseits verdrängten Sinne – wie die Sensibilität für Empfindungen, die Intuition, die zum ganzen Menschen gehörende Fühligkeit.

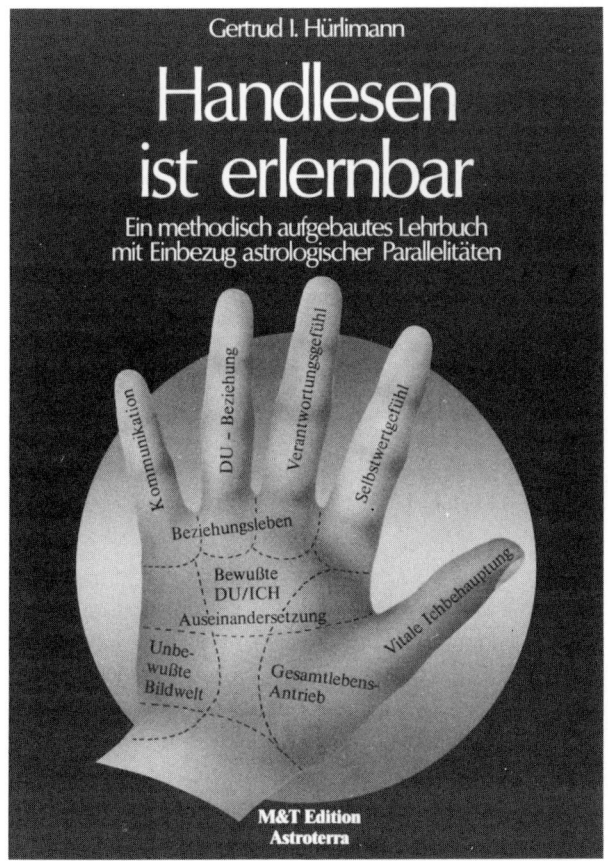